安宁缓和医疗症状处理手册

U0224289

主　编　宁晓红　曲　璇

副主编　刘容吉　葛　楠

　　　　马　克　秦新艳

 中国协和医科大学出版社

图书在版编目（CIP）数据

安宁缓和医疗症状处理手册/宁晓红，曲璇主编．—北京：中国协和医科大学出版社，2017.12（2024.6重印）

ISBN 978 - 7 - 5679 - 0944 - 1

Ⅰ.①安…　Ⅱ.①宁…②曲…　Ⅲ.①临终关怀学 - 手册　Ⅳ.①R48 - 62

中国版本图书馆 CIP 数据核字（2017）第 261125 号

安宁缓和医疗症状处理手册

主　　编：宁晓红　曲　璇

责任编辑：顾良军

出版发行：**中国协和医科大学出版社**
　　　　　（北京东单三条九号　邮编 100730　电话 65260431）

网　　址：www.pumcp.com

经　　销：新华书店总店北京发行所

印　　刷：北京捷迅佳彩印刷有限公司

开　　本：787×1092　1/32 开

印　　张：3.75

字　　数：93 千字

版　　次：2017 年 12 月第 1 版

印　　次：2024 年 6 月第 3 次印刷

定　　价：25.00 元

ISBN 978 - 7 - 5679 - 0944 - 1

安宁缓和医疗症状处理手册

主　编　宁晓红　曲　璇
副主编　刘容吉　葛　楠　马　克　秦新艳
编　者（以姓氏笔画为序）

马　克　昆明市第三人民医院
宁晓红　北京协和医院老年医学科
曲　璇　北京协和医院老年医学科
朱鸣雷　北京协和医院老年医学科
刘荣吉　北京协和医院药剂科
孙建琴　复旦大学附属华东医院营养科
李　玲　郑州市第九人民医院
李冬云　北京中医药大学东直门医院
李思远　四川大学华西医院
吴晓明　中国医学科学院肿瘤医院
陈　曦　美国爱荷华大学口腔医学院
陈怀红　浙江大学附属第二医院老年科
陈洛婷　中央音乐学院
郭欣颖　北京协和医院老年医学科
秦新艳　北京和睦家医院
高　磊　北京医院康复科
崔　英　北京芳香乐府英国 CIBTAC 国际认证芳疗师
葛　楠　北京协和医院老年医学科
舒德芬　四川大学华西医院
董碧蓉　四川大学华西医院
谢　华　复旦大学附属华东医院营养科

序

医者，无法为有限的生命多延长一些日子，却能在有限的日子中，多增添一些微笑的美好。当疾病无法治愈时，不代表没有照护的可能。缓和医疗（palliative medicine）就是一种组合医疗：它结合各种专科服务，聚焦于减轻症状的严重程度，既非不作为而提早中止生命，更不是违背自然强行拖延生命进展。实践表明，缓和医疗可有效地提升病人的生活质量。

症状处理是缓和医疗的重要基石。随着体弱与疾病进展，病人会出现许多诸如疼痛、呼吸不畅、失眠、水肿、恶心呕吐、排便不畅等生理上的问题，这些生理上的问题可能又会引起心理精神上的抑郁、焦虑等症状，也会引发照顾家属的压力和负担。本书聚焦于患者的症状处理，可谓切中肯綮。

本书内容是本世纪每一位医疗工作人员都应具备的，因为解除身体上的不适是每个人基本的追求、也是医学发展的最初目标。书中结构性和简练的方式介绍常见的症状与急症处理，能够帮助每一位患者在有限的日子中，尽力缓解痛苦，让患者与家属多增添一些微笑的生命。

赖允亮　教授医师

亚太安宁缓和医学学会（APHN）前理事长、现任理事

台湾安宁缓和医学会创会理事长

台湾首座安宁疗护教育示范中心创始主任

马偕医学院教授

目　　录

第一章　缓和医疗总论

在缓和医疗（palliative care）的理念迅速进入医务人员及民众的视野并被接受的时候，我们非常开心于"好的理念"被接受，但同时体会到被帮助者需要的是让他们减少痛苦的"真招"。因此，我们需要先从理论上掌握缓和医疗的实质性内容，这是我们付诸实践帮助别人的第一步。

一、缓和医疗的定义与原则

1. 定义

缓和医疗是指通过镇痛、控制各种症状，减轻精神、心理、灵性痛苦等多种手段，帮助终末期病人及其家属获得最好的生存质量，给予那些生存期有限的患者及其家人全面的综合治疗和照护。

缓和医疗是以减轻痛苦、追求临终的安详与尊严为目的的学科，是一门医学专业技术与人文相结合的学科。实施缓和医疗应该成为医生的基本技能。

2. 几个重要的原则：

（1）以患者为中心；

（2）关注患者的舒适和尊严；

（3）不再以治疗疾病为焦点；

（4）接受不可避免的死亡；

（5）不加速也不延缓死亡。

3. 缓和医疗与临终关怀的区别

临终关怀指接近生命终点的那段时间的照顾，一般是指临终前 6 个月的照料。而缓和医疗的时间起点是当我们意识到患者的生命期是有限的时刻。后者的时间跨度更长。可见，临终关怀是缓和医疗的服务内容的一部分，二者并无本质区别。当然，在不同的医疗环境下划分和处理的内容和方式会有差别。

二、缓和医疗的发展历史及国际国内现状

1. 发展简史

自 16 世纪开始，宗教人士开设了照顾病人和将死之人的场所。1905 年在伦敦开设了圣约瑟安宁院（St. Joseph's Hospice），成为缓和医疗发展的萌芽。1935～1990 年关于死亡和哀伤的心理社会学方面的研究有了迅猛发展。1967 年，桑德斯（Saunders）在伦敦建立了圣克里斯托弗（St. Christopher）临终关怀院，标志着现代缓和医疗的开始。之后，缓和医疗在英国迅速发展，1974 年美国也开始了这方面的工作。20 世纪 80 年代缓和医疗在整个美国发展，并向亚洲扩展。1990～2000 年在全球 40 个国家都有缓和医疗的发展，其中也包括不发达国家。最终，世界卫生组织确立了缓和医疗的绝对重要地位，并称其为"优先事项"。

2. 国际现状

2015 年 10 月，《经济学人》智库发布了《2015 年度死亡质量指数》报告，比较全面地反映了目前国际上缓和医疗的发展情况。"死亡质量指数"是衡量缓和医疗供应质量的指标，聚焦于成人的缓和医疗的质量和供应情况，由 20 项定性和定量指标的得分构成，满分为 100 分。这些指标涵盖五大类别：①缓和医疗环境（权重 20%）；②人力资源（权重 20%）；③医疗护理的可负担程度（权重 20%）；④护理质量（权重 30%）；⑤公众参与（权重 10%）。

在 2015 年对全球 80 个国家和地区"死亡质量指数"的调查排名中，英国位居全球第一，中国大陆地区排名第71，中国台湾第 6，中国香港第 22。

3. 国内情况

缓和医疗在中国大陆的普及一直很缓慢，治愈性治疗方法占医疗战略的主导地位。中国大陆在 80 个国家的综合排名中位列第 71 位，缓和医疗的需求量很大，但供应非常有限且质量不高。

1987 年大陆地区逐渐重视临终关怀的理念，并在天津成立临终关怀研究所。1990 年，我国将 WHO 癌症三阶梯镇痛方案向全国推广，医务界开始逐渐接触缓和医疗（姑息治疗）的理念。但真正意义的缓和医疗并没有很好的发

展机会。这些年一些城市开始了局部地区的尝试：例如，昆明第三人民医院的关怀科、成都华西医科大学第四附属医院姑息关怀科、上海复旦大学附属肿瘤医院姑息治疗科、大连市中心医院关爱病房、沈阳盛京医院宁养病房、北京德胜社区卫生服务中心关爱病房、郑州第九医院的姑息治疗暨宁养关爱病区等。由于这些缓和医疗机构并没有相应卫生政策的支持，患者仍然按照急性病保险的原则在处理，因此科室的持续运营以及患者所接受的缓和医疗的内容都受到很大的影响。

三、缓和医疗的具体实施：团队的方式与服务模式

缓和医学将尽可能维持患者和家人的生活质量作为目标，而影响生活质量的因素（包括文化背景、宗教信仰、生活经历、社会经济地位、社会支持、身体状况、疾病程度、治疗方案、心理预期等方面）远远超出了医生、护士等所能提供和完成的服务。因此，跨专业团队合作是实施缓和治疗的必要条件。缓和医学的跨专业团队的组成人员可以包括：医生、护理人员、营养师、康复理疗师、心理科医师、志愿者、社工、音乐治疗师、芳香治疗师、宗教人士（神职人员/灵性照顾者）等。

缓和医疗在哪里做？这一度成为困扰很多医生的问题。实际上，从定义上理解的话，只要能够帮助患者和家属，任何地点都可以！可以是病房，也可以在门诊、急诊、社区、家庭，甚至是 ICU。

四、缓和医疗的具体内容

缓和医疗通过控制症状、沟通等手段，对患者的身体、心理、社会和灵性的痛苦给予照顾，从而实现帮助终末期患者的目的。

1. 症状控制

控制患者痛苦症状是帮助患者的第一步。每个个体的痛苦症状可能不同：疼痛、乏力、恶病质、恶心、呕吐、便秘、呼吸困难、焦虑抑郁等等。主动发现并积极给予控制是一切的基础。这一点要牢牢记住。本书讲解的就是症状控制的具体方法。

2. 沟通

面对生命期有限患者的"生死大事"，要沟通的内容实在是太多。沟通不及时、内容不详尽都可能会导致患者及其家属比较强烈的情绪反应。

我们不仅需要就治疗现况、治疗计划、未来预期发展和费用沟通，还需要针对帮助患者家属接受患者生命有限、即将离世的事实、家属需要做的具体事情、临终最佳照顾地点等话题进行沟通；尤其是对家庭内部意见不一致的，还需要协助家人完成共同决策的过程。

沟通是一项可以学习的技能。我们需要从理论到演练再到实践，然后从实践中再找到难点进行演练。只有经过不断反复的练习和实践，才能学习到经得起临床考验的沟通技能。这部分内容将在另一本书中详细讨论。

3. 心理、社会、灵性支持

缓和医疗体现的是全人照顾的核心理念。其实，医学本应该做到的是全人照顾，各个医学专科学科都不例外。但在照顾生命期有限的患者时"全人"的视角就显得尤其重要。这里的全人，指的是除了我们最常关注的患者的"躯体"症状之外，患者的心理（如焦虑等）和社会（如经济、与家人及朋友的关系等）、灵性等一切能够影响其自我感受的环节都应该予以关注，因为所有这些都会影响其生活质量，或者说整体感受。

对于心理和社会两个方面我们还是熟悉的，并且也曾经关注和处理过；在缓和医疗的领域，这种关注的力度还要大大地加强。

关于灵性（spirit），我们了解的就非常有限。但对于这些患者，这个问题持续存在。灵性问题处理得好不好，直接关系到患者是否能够达到"善终"，本书篇幅有限，不能详细介绍。请关注其他相关书目中的内容。

第二章　生命末期

第一节　预　　后

预后（prognosis）是指医生对患者疾病的未来进程尤其是生存期的评估。

判断预后是从事肿瘤和缓和医疗的工作人员应该掌握的技能。较准确地判断患者的生存期对患者及家人都具有重要意义。

一、预后的作用

1. 生存期是患者和家属非常关心的问题，可指导患者和家属对治疗方案、未来生活做出选择和计划。

2. 预测生存期是安宁疗护准入的基础，也是欧美等国家制定安宁疗护政策的依据。

3. 用于告知医疗和非医疗的决定

（1）在疾病早期　预后帮助医生和患者衡量给予治疗（例如：辅助化疗）可能的益处。

（2）在疾病进展期　预后可能引发从最初的治愈性治疗到初期缓和医疗的转换，并由此引发一连串的临床和个人的决策改变。

4. 预后分类也许也能成为缓和医疗的通用语言　正如肿瘤学中 TNM 分期可以区别肿瘤的不同时期一样。

二、预后的要素

1. 预后的规划

2. 预后信息的有效沟通

两者同等重要，预后内容不准确不可能达成好的沟通，而如果告知患者没有达到预期的效果也不可能是一个准确的预后。

3. 要强调的是，医生有义务告知预后信息，患者及家

5

属也有权拒绝接受这些信息。

4. 在谈论生存期时，应避免提到具体的时间点，而应告知一个时间范围。

三、预后的判断方式

1. 主观预后

（1）生存期临床预测（clinical prediction of survival），是临床医生主观判断的预后。

（2）评估较为灵活，但受制于认知偏差的影响而不可避免地降低了准确性。

（3）大量的研究显示医生对身患绝症的患者的预后实际上偏向于乐观。一项研究显示预后准确率只有20%左右，而且丰富的临床经验并不能提高预后准确性。

（4）然而仍有研究显示，即使这种预后过于乐观，源于医生的辨别能力，预后仍与实际生存期呈正相关。研究发现把医生的临床预后和其他预后模式整合起来能提高预后模型的预后能力。

2. 精算预后

（1）基于数据中得到的预后因素或预后因素的整合。

（2）一般认为精算的判断会优于主观判断；然而，在预后的案例中，精算的判断仅仅和主观判断保持同等水平。

（3）许多前瞻性或回顾性的研究探讨了影响终末期癌症患者生存期的因素，例如患者的功能状态、临床症状和体征、生物标志物等。

（4）不仅如此，学者们还发掘出综合评估模式，希望能帮助医护人员更准确地评估患者的预后，而且有些模式的信效度已经得到验证。因此这种整合的综合模式是目前主要的发展方向。

四、精算预后的评估模式

1. 单一评估因素

（1）功能状态（performance status，PS）

①卡氏评分（Karnofsky performance assessment scale，KPS）

KPS为最常用的工具。许多研究已证实KPS评分与癌症末期患者的生存期正相关，即患者的功能状态越差，KPS

越低，其生存期也会随之减少。KPS 既是评价患者功能状态常用的量表，又可用于预测较长时间跨度的生存期，还可判断缓和医疗的分期，因此成为临床所推荐的预后工具之一（表 2-1，表 2-2）；②姑息功能评价量表（palliative performance scale，PPS）。

表 2-1　卡氏评分（KPS）

一般状况	评分
一切正常，无不适或病症	100
能进行正常活动，有轻微病症	90
可进行日常活动，但有一些症状或体征	80
生活自理，但无法维持正常活动或强度大的劳动	70
大部分生活可自理，但偶尔需要帮助	60
需要较多的帮助和经常的医疗护理	50
生活不能自理，需要特别照顾和帮助（卧床时间 > 50%）	40
严重失去生活能力，必须住院接受医疗护理，但暂时没有死亡威胁（几乎卧床不起）	30
病重，需要住院积极进行支持治疗（完全卧床不起）	20
垂危（昏迷或很少能唤醒）	10
死亡	0

表 2-2　KPS 与预后、缓和医疗分期的关系

KPS 评分（分）	预期生存期	缓和医疗分期
70 ~ 90	>6 月	初期缓和医疗
50 ~ 60	2 – 3 月	早期缓和医疗
20 ~ 40	<1 月	晚期缓和医疗
<10	<2 周	临终期

PPS 是一种加拿大改良版 PS 量表。已有 20 多项研究分析结果显示，PPS 与生存期密切相关（表 2-3）。

表 2-3　姑息功能评价量表（PPS）

水平	行动	活动及疾病证据	自我护理	摄取量	意识水平
100%	完全	正常活动或工作；无疾病证据	完全	正常	正常
90%	完全	正常活动或工作；一些疾病证据	完全	正常	正常
80%	完全	经努力保持正常活动；一些疾病证据	完全	正常或减少	正常
70%	减少	无法正常工作；明显疾病	完全	正常或减少	正常
60%	减少	无法进行感兴趣的事情或居家活动；明显疾病	偶尔需要协助	正常或减少	正常或意识错乱
50%	大部分时间坐位或卧床	无法进行任何工作；多方面疾病	需要大量协助	正常或减少	正常或意识错乱
40%	大部分时间卧床	无法进行大部分活动；多方面疾病	大部分时间需要协助	正常或减少	正常或嗜睡±意识错乱
30%	完全卧床	无法进行任何活动；多方面疾病	完全被照顾	正常或减少	正常或嗜睡±意识错乱
20%	完全卧床	无法进行任何活动；多方面疾病	完全被照顾	最小限度	正常或嗜睡±意识错乱

水平	行动	活动及疾病证据	自我护理	摄取量	意识水平
10%	完全卧床	无法进行任何活动；多方面疾病	完全被照顾	只有口腔护理	嗜睡或昏迷 ± 意识错乱
0	死亡	–	–	–	–

PPS 与预后的关系：

PPS 水平 10%~20%，中位生存时间 6 天；

PPS 水平 30%~50%，中位生存时间 41 天；

PPS 水平 60%~70%，中位生存时间 108 天。

（2）临床症状和生物标志物

对 22 项研究里的 136 项变量进行筛查，发现一些症状、体征、生化指标可能成为继功能状态之后最好的预后指标，其中以呼吸困难、吞咽困难、口干、体重减轻、食欲减退、认知障碍等与生存期最为相关。

有研究发现：

①癌症末期患者一旦出现呼吸困难或吞咽困难，显示中位生存期不会超过 30 天；

②而出现口干、意识障碍、食欲减退等症状，其生存期不会超过 60 天；

③格拉斯哥预后评分根据 C 反应蛋白浓度和（或）低蛋白血症的严重度将患者分为 3 个预后生存期组，用于评估晚期肺癌和上消化道肿瘤患者。

然而，在症状与生存期的研究中也存在一些问题，例如不同的症状调查方法，较多回顾性分析等，今后尚需进一步开展更多的前瞻性纵向研究。

2. 精算预后的综合评估模式

根据预测生存期的长度，列举如下：

（1）1 年预后指数（1-year mortality）

1 年预后指数由美国学者采用前瞻性研究方式制定，使用 6 个项目进行评估，用于预测出院后老年人 1 年死亡率（表 2-4）。

表 2-4　1 年预后指数

因子	分值
男性	1
出院后日常生活活动能力（ADL）依赖者	
1~4 项	2
所有项	5
充血性心力衰竭	2
癌症	
单个实体瘤	3
转移	8
肌酐 >123 μmol/L	2
白蛋白（g/L）	
30~34	1
<30	2

老年患者出院后 1 年内死亡率：

1 分，4%

2~3 分，19%

4~6 分，34%

>6 分，64%。

（2）姑息预后指数（palliative prognostic index，PPI）

PPI 由日本学者采用前瞻性研究制订，包含指标有 PPS 评分、摄水量、水肿、平静时呼吸困难和谵妄，根据评分总分预后患者 3 周/6 周生存期（表 2-5）。

表 2-5　姑息预后指数（PPI）

指标	分级	分值
姑息功能评价量表（PPS）	10~20	4.0
	30~50	2.5
	>60	0

指标	分级	分值
经口摄入量	严重减少	2.5
	中等减少	1.0
	正常	0
水肿	存在	1.0
	无	0
休息时呼吸困难	存在	3.5
	无	0
谵妄	存在	4.0
	无	0

PPI 与预后的关系:

总分≥6 分 预后生存期3 周;

总分≥4 分 预后生存期6 周。

(3) 癌症患者预后量表 (cancer prognostic scale, CPS): CPS 由中国台湾学者采用前瞻性研究方式创建,使用 7 个项目进行评估,主要用于预后生存期 1~2 周的终末期癌症患者 (表 2-6)。

表 2-6 癌症患者预后量表 (CPS)

指标	严重程度分级	分值
肺转移	否	0
	是	0.5
肝转移	否	0
	是	0.5
疲劳	0 从未发生	0
	1 很少发生	0

指标	严重程度分级	分值
疲劳	2 有时发生	0
	3 经常发生	1
腹水	0 从未发生	0
	1 仅靠超声检查提示腹水	0
腹水	2 体格检查提示移动性浊音	1
	3 伴肚脐突出	1
水肿	0 从未发生	0
	1 凹陷性水肿小于 1/2 手指宽度	1
	2 凹陷性水肿介于 1/2～1 手指宽	1
	3 凹陷性水肿大于 1 手指宽	1
认知缺损	0 从未发生	0
	1 嗜睡	0.5
	2 意识错乱	0.5
	3 昏迷	0.5
近 3 月体重减轻	0 从未发生	0
	1 小于 5%	0.2
	2 （5%～10%）	0.7
	3 大于 10%	1
体力状况	1	0
	2	1.5
	3	2
	4	3

CPS 与预后的关系：

总分≥3.5 分，预后生存期 <2 周；

总分≥6 分，预后生存期小于 1 周。

（4）姑息预后评分（palliative prognostic score，PaP）

第二章 生命末期

PaP 由意大利学者通过前瞻性研究制订，包含的指标有呼吸困难、食欲减退、KPS 评分、临床预后生存时间、白细胞总数、淋巴细胞数。根据评分总和将患者分成 3 组，预测其 30 天生存的可能性（表 2-7）。

表 2-7　姑息预后评分（PaP）

评分指标	分级	分值
呼吸困难	否	0
	是	1
缺乏食欲	否	0
	是	1.5
卡氏评分（KPS）	≥30	0
	10～20	2.5
临床预后生存期（CPS）	≥30	0
	11～12	2
	7～10	2.5
	5～6	4.5
	3～4	6
	1～2	8.5
白细胞总数（$\times 10^9$/L）	≤8.5	0
	8.6～11.0	0.5
	>11	1.5
淋巴细胞比例（%）	20～40	0
	12～19.9	1
	<12	2.5

PaP 与预后的关系：
总分 0～5.5，30 天生存可能性 >70%
总分 5.6～11 分，30 天生存可能性 30%～70%
总分 11.5～17.5，30 天生存可能性 <30%

（5）临终前 3 天内与死亡相关的 8 个高度特异性体征

美国学者总结了临终前三天内与死亡相关的 8 个高度特异性的体征，可以用于指导医生对患者临终前的观察。因其较强的实用性，可作为临床推荐的工具之一（表 2-8）。

表 2-8　临终前 3 天的 8 个特异性体征

表现	临终前 3 天内的发生率(%)	中位生存天数(天)
瞳孔无反应	38	2.0
不能闭眼	57	1.5
声带发出咕噜声	54	1.5
上消化道出血	5	5.5
对语言刺激反应减少	69	2.0
鼻唇沟下垂	78	2.5
颈部过伸	46	2.5
对视觉刺激反应减少	70	3.0

五、安宁疗护准入评估

安宁疗护是指对预期生存期≤6 个月的患者，减轻其症状、改善患者及家属生活质量的特殊照护项目。在美国，安宁疗护需由有资质的医师证明患者的预期生存期≤6 个月。以下为安宁疗护的入选条件，并推荐作为缓和医疗中临床常用工具之一（表 2-9）。

表 2-9　安宁疗护准入条件

疾病	决定因素
肿瘤	证实广泛转移、侵袭的证据：症状加重、实验室指标持续恶化 PPS 功能分级评分≤70%，提示功能状态受损

疾病	决定因素
痴呆	FAST 评分第 7 级（不能说话、运动、意识丧失） 合并疾病或脏器、功能受损，预期寿命≤6 个月 濒临死亡，BMI < 22kg/m² PPS < 40%
终末期心脏疾病	经利尿剂及血管扩张药治疗后好转，或静息状态下出现心绞痛，对标准的硝酸酯类治疗无效，且放弃或不适宜行有创操作 在静息状态下反复出现心力衰竭症状，NYHA 心功能Ⅳ级 需要辅助治疗：药物无效的室上性或室性心律失常、心脏骤停史、复苏或不明原因的晕厥、心源性脑栓塞、合并 HIV 感染、射血分数≤20%
终末期肺病	静息状态下呼吸困难，对支气管扩张剂反应差或无反应，活动能力下降 因肺部感染或呼吸衰竭急诊或入院频率增加，呼吸室内空气时存在低氧血症或高碳酸血症 需对肺心病及继发的右心衰竭进行辅助治疗，6 个月内体重下降≥10%，静息状态下心动过速
急、慢性肾衰	不再进行透析或肾移植 GRF < 10ml/min（糖尿病患者 < 15ml/min） 血清肌酐 > 707.3μmol/L，糖尿病患者 > 707.3μmol/L 急性肾功能不全需要对并存疾病进行支持治疗，如恶心肿瘤、慢性肺病、进展期心脏病、进展期肝病 慢性肾功能不全需要近期其他支持治疗：尿毒症少尿（< 400ml/24h），顽固性高钾血症（> 7mmol/L），对治疗无反应，尿毒症性心包炎、肝肾综合征

要强调的是，医生有义务告知预后信息，患者及家属也有权拒绝这些信息。需要注意的是在谈论生存期时，应避免提到具体的时间点，可以告知一个时间范围，建议使用以年、月、周、日计的方法与患者及家属沟通。

参考文献

1. Berger AM. Principles and practice of palliative care and supportive oncology. Baltimore：Lippincott Williams & Wilkins，2013.

2. 刘晓红．老年医学诊疗常规．北京：人民卫生出版社，2012.

3. Goldstein N. Evidence-based practice of palliative medicine. Philadelphia：Saunders，2013.

4. Bruera E. Textbook of palliative medicine and supportive care. Boca Raton：CRC Press，2015.

第二节　终末期的处理

一、定义

1. 时间

终末期（terminal stage）的具体时长很难预估，多指生命末期数小时或数天，一般在两周内。

2. 病种

（1）各种肿瘤末期；

（2）非肿瘤慢性非传染性疾病；

（3）传染性疾病（AIDS等）。

3. 重要性

终末期是病人和家属的艰难时期，他们将面临复杂的痛苦和抉择；可能来自病人疾病的本身，也可能来自社会、经济和心理的维度。让终末期病人获得更加舒适、更有尊严的照顾是安宁疗护的核心；但是对家属的关注、帮助有时更加重要，可能会直接影响到整个医疗、护理计划。所以缓和医疗团队要具备专业的职业素质才能有效地完成任务。

二、识别

识别濒临死亡的相关征象、做好相应准备，对临床工作者和病人家属都具有重要意义。有些征象是以前长期存在的，这使得终末期很难预测。有时终末期的这些症状会更加明显、更难控制。

1. 初期迹象

（1）疲倦、虚弱加重，卧床不起。

（2）食欲、饮水欲丧失。

（3）对周遭发生的事情变得漠不关心。

（4）睡眠时间明显延长或昏睡。

（5）认知能力下降、常伴混乱、困惑、烦躁。

（6）"回光返照"或谵妄。

2. 中期迹象

（1）发热。

（2）精神状态：反应更加迟钝。

（3）喉鸣（咽喉中异常声响，吞咽功能丧失后咽喉部分泌物存留过多）。

3. 后期迹象

（1）肢体末端冰凉/发绀。

（2）昏迷：对疼痛刺激丧失反应。

（3）发热：吸入性肺炎。

（4）呼吸模式改变：频率、深度改变伴呼吸暂停。

（5）血压下降，周围循环衰竭。

（6）濒死面容（hippocratic face）

- 面色苍白

- 呼吸不规则

- 眼睛凹陷

- 太阳穴凹陷

- 耳冰凉透明

- 耳垂耷拉

- 角膜混浊

- 眼神呆滞

（7）Austin-Flint 杂音增加

（8）下唇持续发绀

（9）吞咽困难

（10）面色黑、青或铅色

（11）前额肿胀、苍白

建立适宜末期病人的症状和生活质量评估表，对病人适时评估并记录。如：疼痛评估、PPS 综合状态评估、生活质量评估等。各个机构可以选择方便自己使用的量表，目的是持续观察病人变化，发现患者处于最后时刻、并让工作人员和家属有所准备。

三、提醒启动

启动对终末期病人的医疗、护理；有条件的请社工、志愿者介入。

1. 告知家属患者已濒临死亡（而不仅仅是"预后不良"），调整家属预期，并记录；安排探望；丧葬安排。

2. 停止或减少不必要的创伤性治疗和化验检查（药物重整），治疗目标转为最大程度减轻患者痛苦，使患者舒适。

3. 针对新发症状的处理和解释（口咽分泌物过多、呼吸模式改变等）。

4. 关于镇痛　超过80%的患者镇痛药物剂量不变或增加，少数患者对止痛药物需求下降。

5. 持续关注口腔、皮肤护理。

6. 陪伴　临床工作者对患者和家属的陪伴、家属对患者的陪伴。

7. 器官捐赠　根据患者和家属的诉求协助安排器官捐赠事宜（如果有需求）。

四、沟通

1. 使患者和/或家属充分参与沟通，使之明确已经进入终末期。

2. 真诚、充分、使用对方可听懂的语言，注意保护隐私。

3. 使患者和/或家属了解他们可以做什么，能够获得何种帮助。

4. 关注患者和/或家属的感受、需求、信仰。

5. 使患者的照护团队明确患者已进入终末期。

6. 准备安静、独立的谈话室进行沟通。

7. 在不违背法律和伦理的前提下，患者及医疗代理人有权参与选择医疗和护理的决策，以减少患者的痛苦为目的。

8. 建议后事的处理

（1）丧葬事宜：按照我国民政部门的相关规定予以指导。

（2）相关文件、证明书：给家属出具所需的死亡诊断及证明书。

（3）尸检：根据家属的要求决定是否尸检。

五、文件的准备和签署

1. 对末期处理要求的文件。

2. 对末期医疗处理的谅解文件。

3. 灵性、宗教、伦理及特殊要求的文件备案。

4. 各类知情同意书（比如：病危、终末、放弃死亡前的创伤性治疗、抢救等）。

5. 针对可能在数年内出现的家属需求进行备案，如：病情证明、死亡原因、医疗代理人签字等。

6. 对文字描述困难的进行照片备案。

六、相关重要的医疗护理原则告知

建议谈及以下内容并记录：

1. 末期病人可能需要的镇静原则。

2. 末期病人可能需要的镇痛原则。

3. 末期病人的喂养不足原则。

4. 末期病人的补水不足原则。

5. 末期病人的减少医疗、护理干预原则。

七、居家缓和医疗/安宁疗护

1. 居家缓和医疗的需求：尊重病人与家属对就治地点的选择。

2. 居家缓和医疗的工作内容：与缓和医学基本服务内容一致。

3. 居家缓和医疗的基本流程：

尊重病人与家属选择。

尽可能完成居家条件下的医疗护理支持

4. 居家缓和医疗的基本原则

（1）家庭中的沟通。

（2）患者/家属教育。

（3）家庭护理指导。

（4）家庭医疗护理有效性、安全性的评估与随访。

（5）做好家庭缓和医疗的文件管理。

（6）对居家离世的病人进行丧葬事项的指导。

（7）做好家属的哀伤辅导。

八、特殊情况的应对原则

1. 根据儿童患者的特殊性，做好对患儿和家长的照护（包括哀伤辅导）。

2. 尊重有宗教信仰的患者与家属的宗教习俗，如佛教、伊斯兰教等的宗教特殊需求，佛教的往生助念等。

参考文献

1. Kathryn M. Boog and Claire Y. Tester. Palliative care：A practical guide for the health professional. elsevier limited，2008.

2. 马克．姑息治疗学．昆明：云南科技出版社，2000.

3. 王英伟．安宁缓和医疗临床工作指引．台湾安宁照顾基金会，2000.

第三章　缓和医疗症状控制

第一节　缓和医疗症状控制原则

缓和医疗的内容包括症状控制、有效的沟通、康复、教育及研究；其中，症状控制是缓和医疗的重要部分。

1. 有效的支持性照护是每一位患者、家属及陪护者的权利，也是各级医护人员的责任。

2. 必须先对患者做整体评估，内容需包括生理、心理、社会、灵性等方面。

3. 充足的团队技能、知识、态度及沟通能力是有效支持照护的基石。

4. 建立与患者、家属的关系，患者及家属应参与治疗计划的制定。确保患者处于治疗决策的中心，尊重患者的自主权，无论患者有决策能力（在这种情况下，患者的意见是最重要的），或没有决策能力（在这种情况下，必须做出对患者最有利的决策）都要考虑到这点。

5. 以改善患者的生活质量为目的，而不是延长死亡时间。

6. 主动询问和观察患者的不适，不要等到患者抱怨时再关注。评估患者的整体情况，提供以患者为中心的问题解决方式。

7. 准确地寻找症状的原因，不同患者应该需要量身定做的治疗干预措施，并配合患者的治疗反应调整。

8. 患者通常具有多重的问题，评估患者相关症状缓解的优先顺序，积极建立与患者间的信任关系。

9. 把握开始治疗的时机，不要拖延，有症状时尽快进行治疗。

10. 不是每一种状况都必须处理，很多症状的改善、消除有相当大的难度，需设定实际可行的治疗目标，如"不能完全消除恶心呕吐，但通过治疗减少呕吐次数"；"疼痛不能完全缓解，但达到不影响睡眠的程度"。如果患者的治疗目标过于乐观，试着与患者协商设定一些较容易达成的短期目标。

11. 定期重新评估，调整患者的治疗需求，需考虑患者的生存期及生活品质，不同的生存期应选择不同的处理。

12. 对患者的同理、理解、支持是不可或缺的。

13. 用药方面注意事项：患者大多使用多种药物，需注意药物的相互作用；患者状态逐渐下降，需定期调整药物剂量；对某些药物可能出现的副作用，应做预防性处理，如应用阿片类药物应同时加用通便药物；患者无法口服药物时，可考虑皮下注射、透皮贴剂等方式给药；超药物说明书用药（off-label use），常用于终末期患者，国外约25%药物处方为此方式。

第二节　疼　　痛

疼痛（pain）是组织损伤或潜在的组织损伤相关的一种不愉快的感觉和情感体验，是患者的主观感受，疼痛在末期患者中的发生率59%~64%。

一、评估

1. 疾病

（1）肿瘤本身导致的疼痛：肿瘤骨转移、神经压迫或浸润、软组织癌细胞浸润、内脏器官受累、淋巴水肿、颅内压增加等。

（2）抗肿瘤治疗导致的疼痛：手术后瘢痕或粘连、放射治疗后纤维化、化疗后神经变化。

（3）非肿瘤因素性疼痛：骨关节病、压疮、带状疱疹、便秘等。

2. 需要关注的问题

（1）疼痛部位。

（2）疼痛性质。

（3）疼痛强度。

（4）疼痛为持续性？间断性？

（5）疼痛是否为放射性？

（6）疼痛诱发和/或缓解因素：翻身、行走、进食、排便等。

（7）有无情绪问题。

3. 疼痛程度的评估

（1）NRS 评分法：0～3 分轻度疼痛，4～6 分中度疼痛，7～10 分重度疼痛。

（2）面谱法：适用于交流困难的患者，如儿童（3～5 岁）、老年人、意识不清或不能用言语准确表达的患者（图 3-1）。

0	2	4	6	8	10
无痛	有点痛	轻微疼痛	疼痛明显	疼痛严重	剧列痛

图 3-1　面谱法评估疼痛程度

二、疼痛病理生理学机制分类

见表 3-1。

表 3-1　疼痛机制分类

分类	部位	性质	伴随特征	影像学表现
躯体痛	头颈躯干四肢、定位明确	酸痛胀痛锐痛	活动痛触及包块局部压痛	X 线、CT、MR ECT 示骨破坏，软组织肿物
内脏痛	腹盆腰背等中轴部位、定位模糊	绞痛胀痛转移性痛	进食排便加重自主神经反射屈体缓解疼痛	脏器转移空腔器官梗阻腹膜后转移
神经病理性疼痛	胸壁、四肢沿神经走行分布	电击样麻痛烧灼痛	自发痛过敏痛超敏痛	沿神经根、干走行，脊髓压迫

三、治疗

1. 药物指导

（1）三阶梯镇痛药物：

①非阿片类镇痛药

②弱阿片类镇痛药

③强阿片类镇痛药

（2）三阶梯镇痛基本原则

①口服给药

②按阶梯用药

③按时用药

④个体化给药

⑤注意具体细节

⑥临床更多提倡中度疼痛即可以从小剂量强阿片类药物起始，不必等弱阿片类药物无效，再使用强阿片药物。

（3）不同机制疼痛的联合用药：

①躯体痛：阿片类 ± 非阿片类 ± 辅助镇痛药（抗惊厥药、抗抑郁药）

②内脏痛：阿片类 ± 辅助镇痛药（抗抑郁药、抗惊厥药）± 非阿片类

③神经病理性痛：阿片类 ± 辅助镇痛药（抗惊厥药、抗抑郁药、皮质激素）± 非阿片类

（4）阿片类药物

阿片类药物是中、重度疼痛治疗的首选药物。目前，临床上常用于癌痛治疗的短效阿片类药物为吗啡即释片，长效阿片类药物为吗啡缓释片、羟考酮缓释片、芬太尼透皮贴剂等。通常以长效药物作为背景给药，备用短效药物

控制爆发痛。

阿片类镇痛药的疗效及安全性存在较大个体差异，需要逐渐调整剂量。

• 初次使用阿片药物者（如果有条件可以选择短效制剂滴定；无条件可直接使用吗啡缓释制剂 10～30mg q12h，根据年龄及肝肾功能情况调整用量）

1）使用吗啡即释片

2）初始剂量 5～15mg，q4h po 或 1/3 量针剂 皮下注射

3）用药 1 小时后根据疼痛强度给予调整剂量（此原则详见 NCCN 成人癌痛指南）

a）疼痛强度（NRS）7～10，剂量增加 50%～100%

b）疼痛强度（NRS）4～6，剂量增加 25%～50%

c）疼痛强度（NRS）1～3，维持原剂量

4）24h 后计算药物总量，再分 6 次口服

5）重复上述剂量调整，至疼痛评分稳定在 0～3 分

6）计算 24h 总量，换算成缓释剂型，分 2 次口服

• 已使用阿片类药物者

在现有剂量基础上，根据患者疼痛强度，参照上述方案进行剂量调整。

• 阿片药物转换

1）没有任何一种阿片类药物适合所有患者。如果目前使用的阿片类药物不良反应明显，可更换为等效剂量的其他阿片类药物，以在镇痛和不良反应之间获得平衡。

2）换用另一种阿片类药时，仍然需要仔细观察病情，并个体化滴定用药剂量。

• 阿片药物减药/停药

如需减少或停用阿片类药物，则采用逐渐减量法，即先减量 30%，两天后再减少 25%，直到每天剂量相当于 30mg 口服吗啡的药量，继续服用两天后即可停药（表 3-2）。

表 3-2　常用阿片类药物之间剂量转换参考

药物	非胃肠给药（mg）	口服（mg）	等效剂量
吗啡	10	30	非胃肠道：口服 = 1∶3

药物	非胃肠给药（mg）	口服（mg）	等效剂量
可待因	130	200	非胃肠道：口服 = 1 : 1.2 吗啡（口服）：可待因（口服）= 1 : 6.5
羟考酮	15（肌内注射）	30	吗啡（口服）：羟考酮（口服）= 1.5~2 : 1
芬太尼	25μg/h 透皮贴剂 0.1（肌内注射）	0.3	芬太尼透皮贴剂 μg/h，q72h 剂量 = 1/2 × 口服吗啡 mg/d 剂量

● 爆发痛处理：

1）患者主诉的疼痛是否诊断爆发痛需要回答以下 3 个问题：

a）是否为持续性疼痛（疼痛时间 ≥ 12h/d）

b）持续性疼痛是否得到有效缓解（疼痛评分 ≤ 3）

c）是否出现短暂而剧烈的疼痛。

如果 3 个问题全部回答为"是"，则诊断为爆发痛。

2）爆发痛主要分为 2 种类型：

a）自发性爆发痛：疼痛发作没有诱因，如癌性神经病理性疼痛

b）诱发性爆发痛：疼痛因活动、进食等诱发，如骨转移癌痛。

需要注意的是一些患者在每一次按时给药前 1~2 小时，因为血药浓度降低出现的疼痛加重现象，不能诊断为爆发痛。此种情况需增加背景药物的剂量。

● 缓解爆发痛的具体措施

1）治疗潜在诱因

2）避免诱发因素

3）调整背景用药

4）药物处理

a）使用短效阿片类药物：吗啡（片剂、针剂）、羟考酮（片剂、针剂）。

b）采用快速起效的给药途径，如黏膜、皮下、静脉等。

c）解救剂量为日剂量的 10%~20%（表3-3）。

传统的口服吗啡即释片可以在可预期的诱发性爆发痛发生前 20~30 分钟预防性给药，爆发痛已经发生后，不是最佳解救药物。近 15 年国外有多种经口腔或鼻腔黏膜途径阿片药物用于爆发痛。其中经鼻腔黏膜途径的芬太尼喷剂 15 分钟之内即可缓解疼痛，与口服即释阿片类药物相比更有优势。

表3-3　缓解爆发痛用药

药物	药物剂量（最大剂量）
可待因	一次 100mg，每日 250mg
对乙酰氨基酚	2000mg
布洛芬	2400mg
双氯芬酸	200mg
吲哚美辛	150mg
塞来昔布	400mg
尼美舒利	一次 200mg，每日 400mg
洛索洛芬	180mg
依托考昔	120mg
吗啡片	口服阿片类药物是最常用的药物，常用比例为全天药物的 10%~15%。
吗啡注射液	皮下一次 20mg，每日 60mg
羟考酮缓释片	200~520mg/12h

• 阿片药物不良反应防治措施

1）便秘——密切关注，可考虑预防性通便治疗：

a）刺激性泻药 ± 粪便软化剂。

b）维持足够的液体和膳食纤维摄入。

c）如果条件允许，可适当锻炼。

d）如果便秘持续，需评估便秘的原因和严重程度。

e）排除肠梗阻。

f）根据需要调整大便软化剂或泻药剂量。

g）加用辅助镇痛药物以减少阿片药物剂量。

h）考虑增加其他药物：乳果糖30～60ml，qd；比沙可啶2～3片口服，qd。

i）灌肠剂或中药灌肠。

j）考虑使用胃动力药物，如甲氧氯普胺10～15mg口服，qid；如泻药疗效不佳，可考虑甲基纳曲酮0.15mg/kg，皮下注射，qd。

k）长期顽固性便秘，建议阿片药物转换为芬太尼或美沙酮；

2）恶心呕吐——参考"恶心呕吐"章节

a）对于有阿片类药物引起恶心/呕吐病史的患者，建议预防性给予止吐剂。

b）评估恶心/呕吐的其他原因（如便秘、中枢神经系统疾病、化疗、高钙血症）。

c）考虑使用吩噻嗪类衍生物（丙氯拉嗪）10mg口服q6h，氟哌啶醇0.5～1mg口服q6～8h或甲氧氯普胺10～15mg口服qid。

d）考虑加用5-羟色胺受体阻滞剂（格拉司琼2mg口服qd，昂丹司琼8mg口服tid等）。

e）可以考虑使用地塞米松1.5mg口服bid。

f）考虑使用奥氮平2.5～5mg。

g）如果恶心/呕吐持续，考虑阿片药物轮替或通过其他镇痛措施以减少阿片药物剂量。

3）瘙痒

a）评估瘙痒的其他原因（如其他药物引起、梗阻性黄疸等）。

b）考虑使用抗组胺药物如苯海拉明，每次25～50mg，静脉给药或口服，每6小时1次，或异丙嗪每次12.5～25mg口服，每6小时1次。

c）如果症状无法控制，考虑更换为另一种阿片类药物。

d）考虑在镇痛方案中增加：小剂量混合受体激动－阻滞剂，纳布啡 0.5～1 mg，按需每 6 小时静脉给药。

e）考虑持续滴注纳洛酮每小时 0.25μg/kg，最大可调整至每小时 1μg/kg，以减轻瘙痒且不减弱镇痛效果。

4）谵妄

a）评估引起谵妄的其他原因（比如高钙血症、中枢神经系统病变，肿瘤转移，其他精神活性药物等）。

b）考虑使用非阿片类镇痛药以减少阿片药物的剂量。

c）考虑使用氟哌啶醇，每 4～6 小时口服或静脉注射 0.5～2 mg，或者奥氮平每 6～8 小时口服或舌下给药 2.5～5mg，或利培酮 0.25～0.5mg 每日 1 到 2 次。

5. 呼吸抑制

a）如果出现呼吸异常或急性意识障碍，考虑给予纳洛酮解救。

b）9ml 生理盐水＋0.4mg 纳洛酮，每隔 30～60 秒给予患者 1～2ml，直至呼吸频率恢复改善。

c）做好重复给药的准备（阿片类药物的半衰期通常长于纳洛酮）。

d）如果 10 分钟内无效，纳洛酮总剂量达到了 1mg 无效，需考虑导致神志改变的其他原因。

（5）非阿片类药物：非阿片药物是轻度癌痛治疗的首选药物，不同非阿片药物有相似的作用机制，具有镇痛和抗炎作用，除用于缓解轻度疼痛，也与阿片类药物联用于缓解中、重度疼痛。

● 常用的非阿片药物

1）对乙酰氨基酚；

2）非甾体类抗炎药：布洛芬、双氯芬酸、吲哚美辛、塞来昔布、尼美舒利等。

● 非阿片类药常见的不良反应

1）消化性溃疡、消化道出血；

2）血小板功能障碍；

3）肾功能损伤；

4）肝功能损伤。

其不良反应的发生，与用药剂量及使用持续时间相关。非阿片类药物的日限制剂量为：布洛芬2400mg/d，对乙酰氨基酚2000mg/d，塞来昔布400mg/d。使用非阿片类药，用药剂量达到一定水平以上时，增加用药剂量并不能增强其止痛效果，但药物毒性反应将明显增加。因此，如果需要长期使用非阿片类药，或日用剂量已达到限制性用量时，应考虑更换为阿片类镇痛药；如为联合用药，则只增加阿片类镇痛药用药剂量。

（6）辅助镇痛药物

辅助药物能够增强阿片类药物镇痛效果，或产生直接镇痛作用。当阿片类药物治疗不能完全控制癌性神经病理性疼痛时，应考虑联合辅助药物，联合治疗易增加中枢神经系统的不良反应，但可以通过药物的缓慢滴定来控制。

常用的辅助镇痛药物

• 抗惊厥药物：用于神经损伤所致的撕裂痛、放电样疼痛，老年人、体弱患者需缓慢滴定，肾功能不全者需剂量调整。

a）加巴喷丁：初始剂量每晚100～300mg口服，逐步增量至300～600mg tid，最大剂量为3600mg/d。

b）普瑞巴林：75～150mg，每日2～3次，最大剂量600mg/d。

• 抗抑郁药物：用于中枢性或外周神经损伤所致的麻木样痛、烧灼样痛，该类药物也可以改善心情、改善睡眠。

a）阿米替林：12.5～25mg口服，每晚1次，逐步增至最佳治疗剂量，可能发生抗胆碱能副作用，如过度镇静、口干、尿潴留等。

b）度洛西汀：初始剂量每天30～60mg，增加至每天60～120mg。

c）文拉法辛：初始剂量每天50～75mg，增加至每天150～225mg。

• 糖皮质激素：抑制炎性反应和减少血管通透性减轻肿瘤周围组织肿从而产生镇痛作用。可用于多种类型的疼痛，包括神经病理性疼痛和骨痛、包膜扩张或管道阻塞相关性疼痛、肠梗阻所致疼痛、淋巴水肿所致疼痛，以及颅内压增高所致头痛。

a）神经根/干压迫：地塞米松 4～8mg qd；

b）脊髓压迫：地塞米松 16mg qd；

c）长期应用警惕不良反应：消化道溃疡，糖尿病患者血糖升高，免疫抑制，合并念珠菌感染，还可并发精神症状，尤其是老年患者，警惕精神异常和认知功能受损。

· N-甲基-D-天冬氨酸受体（NMDA）拮抗剂：NMDA受体参与中枢神经元的敏化，对于其他药物治疗效果不佳的神经病理性疼痛，特别是临终患者可以考虑 NMDA 受体拮抗剂。

a）氯胺酮：亚麻醉剂量静脉输入可产生镇痛效果，因剂量推荐差异很大，以及拟精神病副作用常见，应该由有经验的医生应用。

· 局部麻醉药：将镇痛药物直接释放到局部的疼痛部位，减少全身毒性。

a）5% 利多卡因贴片：每日用于疼痛部位，全身吸收极少；

b）1% 双氯芬酸凝胶：每日 4 次涂于疼痛部位；

c）2% 利多卡因胶浆：每次 10ml（0.2g 利多卡因）含于咽喉部片刻后慢慢咽下。

2. 微创介入治疗

微创介入治疗是指在现代影像学设备的引导下，采用以穿刺为主的方式阻断各级神经元的神经传导，或者通过降低肿瘤活性、稳定结构和改善功能进而缓解疼痛的治疗技术。

如果患者存在以下情况可以请疼痛科医生会诊：

· 药物治疗不能缓解的疼痛

· 不能耐受药物不良反应

· 希望通过微创治疗减少药物用量，获得更好的生活质量

· 对于能否进行微创介入治疗，疼痛科医生有相应的评估标准：

（1）微创介入治疗是否对缓解疼痛有效

（2）微创介入治疗是否会给患者带来新的问题

（3）患者预计生存期宜超过2~3个月

（4）从经济角度为患者考虑

（5）患者愿意接受微创治疗

（6）排除微创介入治疗禁忌，如局部或全身感染、凝血功能异常、重度脏器功能障碍等

• 目前常用的微创介入镇痛技术

（1）周围神经阻滞/射频：

最常用于胸壁疼痛时肋间神经阻滞/射频，也可用于头颈、上肢、骶髂等部位的疼痛。

（2）腹腔神经丛阻滞术：

是目前一致公认的缓解胰腺癌或其他恶性肿瘤（如胃癌、肝癌、胆管癌、食管癌等）、缓解上腹及背部疼痛的有效方法。

（3）上腹下神经丛阻滞术：

是治疗盆腔恶性肿瘤晚期癌痛的常用方法（如直肠癌、乙状结肠癌、膀胱癌、卵巢癌、子宫内膜癌、宫颈癌等所致的盆腔内脏痛）。

（4）鞘内药物输注：

指将留置导管置入蛛网膜下腔，另一端通过连接驱动装置向中枢直接给药，达到迅速镇痛的目的。

适用于胸部以下疼痛患者；鞘内给药是口服给药剂量的1/（200~300），能明显减少全身阿片药物用量，可将阿片药物所致不良反应降至最低。

由于费用较高，目前国内尚未普及。

（5）经皮椎体成形术/椎体后凸成形术

经皮椎体成形术是通过穿刺针向椎体内注入骨水泥，增加骨质强度和稳定性，缓解疼痛。

适用于溶骨性骨转移、椎体压缩性骨折以及椎体结构不稳、无法外科手术时，有助于椎体结构稳定性的恢复，缓解活动导致的爆发痛。

3. 芳香治疗　扩香缓解情绪

涂抹复方精油缓解疼痛

放疗前涂抹绿花白千层精油预防皮肤损伤

使用纯露清洁或湿敷改善皮肤损伤

4. 康复措施

对于诊断明确的多种疼痛，物理因子治疗（包括声、光、电、热、磁等）可以起到缓解疼痛程度、局限疼痛范围的作用，对于急慢性炎症性疼痛，可以明显缩短疼痛病程，改善炎症反应，促进炎性物质吸收。

对于骨关节运动受限引起的疼痛，采用运动疗法或结合手法治疗可提高运动能力，改善关节活动范围的同时可减轻疼痛。

总之，癌痛治疗作为肿瘤缓和治疗的核心环节，通过全面评估、个体化制定药物与非药物的综合治疗方案，并通过反复评估不断修正治疗方案，绝大多数患者的疼痛都可以得到控制。

参考文献

1. van den Beuken-Van E M，de Rijke J M，Kessels A G，et al. Prevalence of pain in patients with cancer：a systematic review of the past 40 years. Ann Oncol，2007，18（9）：1437－1449.

2. Bandieri E，Romero M，Ripamonti C I，et al. Randomized trial of low-dose morphine versus weakopioids in moderate cancer pain. J Clin Oncol，2016，34（5）：436－442.

3. Mercadante S，Marchetti P，Cuomo A，et al. Breakthrough pain and its treatment：critical review and recommendations of IOPS（Italian Oncologic Pain Survey）expert group. Support Care Cancer，2016，24（2）：961－968.

4. Davies A N. Breakthrough cancer pain. Curr Pain Headache Rep，2014，18（6）：420.

5. Bennett M I. Effectiveness of antiepileptic or antidepressant drugs when added to opioids for cancer pain：systematic review. Palliat Med，2011，25（5）：553－559.

6. Khan M I，Walsh D，Brito-Dellan N. Opioid and adjuvant analgesics：compared and contrasted. Am J Hosp Palliat Care，2011，28（5）：378－383.

7. Amr Y M，Makharita M Y. Neurolytic sympathectomy in the management of cancer pain-time effect：A prospective，randomized multicenter study. J Pain Symptom Manage，2014，48（5）：944－956.

8. Nagels W，Pease N，Bekkering G，et al. Celiac plexus neurolysis

for abdominal cancer pain: A systematic review. Pain Med, 2013, 14 (8): 1140 –1163.

9. Ahmed DG, Mohamed MF, Mohamed SA. Superior hypogastric plexus combined with ganglion impar neurolytic blocks for pelvic and/or perineal cancer pain relief. Pain Physician, 2015, 18 (1): E49 – E56.

10. Bottros MM, Christo PJ. Current perspectives on intrathecal drug delivery. J Pain Res, 2014, 7: 615 –626.

11. Chu L, Hawley P, Munk P, et al. Minimally invasive palliative procedures in oncology: A review of a multidisciplinary collaboration. Support Care Cancer, 2015, 23 (6): 1589 –1596.

12. Mercadante S, Klepstad P, Paula KG, et al. Minimally invasive procedures for the management of vertebral bone pain due to cancer: The EAPC recommendations. Acta Oncol, 2016, 55 (2): 129 – 133.

13. Paliative Adult Network Guidelines, Third Edition, 2011.

第三节 呼吸困难

呼吸困难（dyspnea）是指呼吸时感到费力的一种不舒适的自觉症状，是患者的主观感受。晚期癌症呼吸困难的发生率大约12% ~70%，临终前呼吸困难的发生增多。呼吸困难使50% ~70%的末期病人痛苦难忍，生存质量明显下降。有很大比例的呼吸困难的患者未得到有效控制。

一、评估

1. 疾病

（1）肺部疾病：慢性阻塞性肺疾病、哮喘、肺栓塞等。

（2）心脏疾病：冠心病、心力衰竭、心律不齐、肺水肿等。

（3）癌症相关：呼吸道被癌细胞阻塞、肺部癌细胞浸润、上腔静脉综合征、胸腔积液、淋巴转移、大量腹水、心包积液。

2. 需要关注的问题

（1）呼吸困难程度的评估：

0 没有

1 轻度呼吸困难　正常运动耐量，病人没有受到影响

2 中度呼吸困难　部分活动受限

3 重度呼吸困难　轻度活动即出现呼吸困难，活动力及注意力都受到影响

4 严重持续的呼吸困难　休息时即出现呼吸困难，病人没有办法去想别的事情。

（2）治疗相关的问题：如：

放射治疗——肺纤维化

手术治疗——肺叶切除

化学治疗——博莱霉素等

（3）精神心理：焦虑、紧张、抑郁、愤怒、害怕。

二、治疗

1. 非药物治疗

（1）针对病因的治疗

①严重贫血：输注红细胞可能改善症状

②大量胸腹腔积液、心包积液：抽取液体以减轻积液压迫所致的呼吸困难

③肿块压迫并阻塞主支气管、压迫肺组织引起上腔静脉综合征（SVCS）：放疗。

（2）其他治疗

①让病人及家属了解呼吸困难的原因及病情的变化

②关注并处理患者的情绪，社会、心理、宗教等方面的支持不应忽视。

③调整体位：坐位或半卧位，并尽量利用各式枕头

④氧疗：对部分患者有帮助，低氧血症者可增加血中氧气浓度，以鼻导管低流量（2～4L/min）始。一般认为氧气主要是起安慰的作用，氧气气流吹到患者脸上或鼻腔可减轻呼吸困难的感觉。氧疗会限制患者的活动

⑤呼吸训练，使患者感觉能控制自己的呼吸变化：嘴唇微开，放松肩膀、后背、后颈及上臂，精神集中再慢慢把气吐出

⑥针灸：内关、合谷、尺泽

⑦通风或电风扇，直接吹到口鼻处，增加患者的舒适感

⑧芳香治疗

1）可在手上滴 2~3 滴复方油放置病人鼻前，让病人嗅吸，建议配方：胶冷杉＋香桃木＋欧洲冷杉＋安息香。

2）可调制复方按摩油涂抹于颈部和前胸、上背部，建议配方：尤加利＋百里酚百里香＋沉香醇百里香＋佛手柑＋荷荷巴油。

⑨按摩、催眠等

⑩慢阻肺等阻塞性肺病往往伴有严重的呼吸模式异常，在炎症急性期无效呼吸进一步加重，可至明显的通气和换气障碍，需要康复科介入，系统指导呼吸训练（包括膈肌、呼吸肌和外周大肌群），改善呼吸模式。

2. 药物治疗

（1）针对病因的治疗

①对外压性气道梗阻引起的呼吸困难可用糖皮质激素。

②对分泌物多者的终末期患者可给予东莨菪碱 20mg 皮下注射。

③肺炎：使用敏感抗生素及胸部理疗。

④COPD、哮喘：

1）吸入性药物：

吸入用沙丁胺醇溶液 2.5~5mg q4h，异丙托溴铵 250~500μg 必要时，日剂量超过 2mg 应在医疗监护下给药，噻托溴铵 18μg qd 吸入。

2）口服：茶碱缓释片 0.1 bid 可增强膈肌收缩力，整片吞服，不可咀嚼或碾碎。

副作用：心率增加、震颤、增加焦虑。

3）合并哮喘基础疾病者，可吸入长效糖皮质激素和长效 β_2 受体激动剂。

⑤心衰：使用利尿剂及其他相关治疗。

⑥呼吸兴奋剂往往作用甚微。

（2）吗啡对难治性呼吸困难的作用

①主要用于肺部癌性淋巴管炎、肺不张、肺栓塞、肺气肿、厌食和恶病质、衰弱等原因引起的难治性呼吸困难。调查显示，吗啡对呼吸困难的改善率达 59.4%。

②具体用法：

1）急性严重呼吸困难者，每 5～10 分钟静脉注射吗啡 2～5mg，直到呼吸困难缓解。

2）一般情况下初始治疗者，吗啡 2.5%～5mg，口服，每 4 小时 1 次，逐渐调整剂量。

3）已接受吗啡止痛者，增加原剂量 30～50%，再以每天 30%～50% 调整剂量，可以改善呼吸困难。

4）无法口服者可采用皮下注射。

5）吸入吗啡

a. 可试用吗啡 10～15mg + 生理盐水 2.5ml q4h，必要时雾化吸入。

b. 吗啡 5～20mg + 地塞米松 2mg 雾化吸入。

c. 注意气管收缩反应。

d. 另有报道，枸橼酸芬太尼 25ug + 生理盐水 2ml 喷雾吸入。

（3）镇静剂

①劳拉西泮 0.5～2mg 舌下含化，迅速吸收；或地西泮 5mg po。

②咪达唑仑 2.5～5mg sc/iy（皮下/静脉）必要时始，10～30mg/24h，皮下或静脉注射；也可与吗啡混合以 PCA 持续微量泵入，最大剂量为 200～260mg/24h。

③氯丙嗪开始剂量 12.5mg im/iy（肌内/释脉）q4h，或 25mg 栓剂置肛 bid～tid，最大剂量 300～900mg/24h。

④左美丙嗪开始剂量 12.5～50mg/24h 皮下注射，最大剂量 250mg/24h。

参考文献

1. David B Reuben, Keela A Herr, James T Pacala, et al. Geriatrics at your fingertips. American Geriatrics Society, 2015.

2. 李金祥，等. 姑息医学. 北京：人民卫生出版社，2005.

3. 任大成，宋燕. 晚期癌症难治性呼吸困难的姑息处理. 西部医学，2006，18（1）期.

4. 王英伟. 安宁缓和医疗临床工作索引，2000.

5. Ann M Berger. Principles and practice of palliative care and supportive oncology. 2013.

第四节 咳 嗽

咳嗽（cough）是喉部或气管受到机械、物理或化学刺激时迅速吸气，随即强烈地呼气，声带振动发声。在终末期患者中咳嗽的发生率很高，恶性肿瘤患者中的发生率为23%~37%，肺癌患者的发生率为60%~80%。

一、评估

1. 疾病

（1）肿瘤本身引起：

①肺原发癌或转移癌；

②肿瘤堵塞气管；

③胸腔积液；

④胸膜肿瘤；

⑤上腔静脉阻塞综合征；

⑥类肿瘤综合征；

⑦气管食管瘘。

（2）癌症治疗所引起：

①放射性肺炎；

②化疗（如博莱霉素、环磷酰胺）导致的间质性肺炎。

（3）与癌症无关的其他病因：

①呼吸道疾病：上气道咳嗽综合征、咳嗽变异性哮喘、慢性支气管炎、慢性阻塞性肺疾病、肺间质纤维化、支气管扩张症、感染后咳嗽等；

②胃食管反流性疾病；

③由吞咽困难和反复误吸导致（见于痴呆晚期，脑血管疾病，多发性硬化症，肌萎缩性侧索硬化，遗传性共济失调的患者）；

④免疫力低下患者机会性感染（多见于白细胞减少症，器官移植，HIV感染患者）；

⑤充血性心力衰竭；

⑥终末期肾衰。

2. 需要关注的问题

（1）有无吸烟史；

（2）有无应用血管紧张素转换酶抑制剂（ACEI）类药物；

（3）有无情绪问题。

二、治疗

1. 非药物治疗

（1）体位引流：用于湿性咳嗽。将病肺处于高位，使引流支气管开口向下，促使痰液借重力作用顺体位引流经气管咳出，姿势引流最好在雾化吸入后 15 分钟进行。体位引流应配合肺部拍打，拍打时手固定成背隆掌空的杯状，自下及上，由外向内，向肺门方向拍击肺部。每部位 1～2 分钟，每分钟 120～180 次。

（2）芳香治疗：可以由家属操作，也可以由护理人员操作；可做室内扩香。具体配方：绿花白千层 + 甜橙 + 丁香 + 桉油醇迷迭香。

（3）康复理疗：

①对于炎症期间伴有大量痰液产生的情况，采用短波、超短波等高频电治疗或磁疗，可以起到促进炎性渗出吸收、炎症局限化、减少痰液的作用。

②对于难于引流的肺段，或者极度衰弱的老年人和儿童，可以在相应体位下采取体外手法排痰，促进痰液引流。

③对于慢性局灶性炎症，可以采取激光局部照射或相应穴位照射，减轻咳嗽症状。

2. 药物治疗

（1）咳嗽原因明确的治疗病因：

①咳嗽变异性哮喘：吸入或全身糖皮质激素联合支气管舒张剂；

②胃食管反流病：抑酸剂（PPI 或 H_2 受体阻滞剂），促胃动力药。

（2）咳嗽原因不明或由于肿瘤堵塞气道等无法解决的原因：

①吸入支气管扩张剂；

②糖皮质激素：地塞米松 4～8mg 每日 1 次，口服；

③可待因：双氢可待因比可待因更常用，常与右美沙芬联用，但也有小样本的系统评价报道双氢可待因的疗效不肯定，可由吗啡替代；

④苯佐那酯：50～100mg 每日 3 次；

⑤色甘酸钠气雾剂：每揿含色甘酸钠 3.5mg，1～2 揿，每日 3～4 次；

⑥吗啡：5～20mg po q4h；

⑦利多卡因：对于顽固性咳嗽，可吸入局部麻醉剂利多卡因，有效浓度 1%～4%，10%～20mg q4～6h，每日最高剂量 200～400mg，用利多卡因雾化后 1 小时内避免进食防误吸。

（3）咳嗽有痰：如咳脓痰，加抗生素。

①痰黏稠，不易咳出：

1）2%～5% 氯化钠溶液吸入。

2）化痰祛痰剂：氨溴索，溴己新，桃金娘油，乙酰半胱氨酸，愈创甘油醚。

3）机械辅助排痰，姿势引流。

②稀痰：如是左心功能不全，利尿等抗心衰治疗。

（4）病人无法自行咳出痰：

①中枢作用止咳药，如吗啡、可待因；

②阿托品 1～2mg ＋吗啡 5mg ＋ 地塞米松 2mg 吸入。

（5）中枢性止咳药：抑制延髓的咳嗽中枢。

①可待因（codeine）：起始剂量：每次 15～30mg，q4－6h，每日总量 30～90mg；极量：一次 100mg，一日 240mg。镇咳用量为常用量的 1/2～1/3；

②喷托维林（pentoxyverine）：具有中枢及外周性镇咳作用，镇咳强度约为可待因的 1/3。每次 25mg，每天 3 次；

③右美沙芬（dextromethorphan）：每次 10～30mg，每天 3 次，每日最大剂量 120mg。与可待因连用可起到协同作用；

④福尔可定（pholcodine）：每次 5～10mg，每天 3～4 次。

（6）外周性镇咳药：抑制咳嗽反射弧中的感受器、传入神经及效应器中的某一环节。

①苯佐那酯（benzonatate）：每次 50～100mg，每天 3 次；

②那可丁（narcodine）：每次 15～30mg，每天 2～3 次，剧咳可用至 60mg/次；

③苯丙哌林（benproperine）：每次 20～40mg，每天 3 次；

④莫吉司坦（moguisteine）：每次 100～200mg，每天 3 次。

（7）祛痰药：

①愈创甘油醚（guaifenesin）：0.2g，每天3～4次；

②氨溴索（ambroxol）：每次30mg，每天3次；

③溴己新（bromhexine）：每次8～16mg，每天3次；

④桃金娘油（myrtol）：每次0.3g，每天2～4次；

⑤乙酰半胱氨酸（N-acetycysteine）：每次200mg，每天2～3次；

⑥羧甲司坦（carbocistein）：每次0.25～0.5g，每天3次。

（8）中医治疗：

①肺热咳嗽、咽痒、痒时咳嗽或呛咳阵作；

1）急支糖浆 20ml 每日2～3次；

2）清肺化痰丸 1丸 每日2次；

3）苏黄止咳胶囊 3粒 每日3次；

4）强力枇杷露 20ml 每日2～3次。

②风燥咳嗽，干咳无痰；

1）秋梨膏 10ml 每日2～3次；

2）养阴清肺口服液 10ml 每日2～3次。

③痰热咳嗽，咯黄痰量多，痰黏难以咯出；

1）复方鲜竹沥液 20ml 每日2～3次；

2）二母宁嗽丸 1丸 每日2次；

3）清肺化痰丸 1丸 每日2次；

4）复方甘草口服液 5～10ml 每日3次。

④风寒咳嗽，咳白痰，质稀，怕冷：通宣理肺丸 1丸 每日2次；

⑤其他：面部迎香穴按摩，足三里艾熏。

参考文献

1. 王英伟. 安宁缓和医疗临床工作指引. 台湾安宁照顾基金会，2000.

2. Berger AM. Principles and practice of palliative care and supportive oncology. Baltimore：Lippincott Williams & Wilkins，2013.

3. Reuben DB, Grosberg GT, Mionn LC, et al. Geriatrics at your fingers. American：Fry Communications. 2015.

4. Bonneau A. Cough in the palliative care setting. Can Fam Physician，2009，55（6）：600－602.

5. Wee B, Browning J, Adams A, et al. Management of chronic cough in patients receiving palliative care: Review of evidence and recommendations by a task group of the Association for Palliative Medicine of Great Britain and Ireland. Palliat Med, 2012, 26 (6): 780–787.

6. Davis MP, Dickerson ED, Pappagallo M, et al. Palliative care: Long-term solution for long-term care part I. Home Care Provid, 2001, 6 (3): 90–97.

7. Bausewein C, Simon ST. Shortness of breath and cough in patients in palliative care. Dtsch Arztebl Int, 2013, 110 (33–34): 563–571.

8. Truesdale K, Jurdi A. Nebulized lidocaine in the treatment of intractable cough. Am J Hosp Palliat Care, 2013, 30 (6): 587–589.

9. Udezue E. Lidocaine inhalation for cough suppression. Am J Emerg Med, 2001, 19 (3): 206–207.

10. Homsi J, Walsh D, Nelson KA, et al. Hydrocodone for cough in advanced cancer. Am J Hosp Palliat Care, 2000, 17 (5): 342–346.

11. Waston, M. 牛津临床姑息治疗手册. 任军, 马力文译. 北京: 人民卫生出版社, 2006.

第五节 疲 劳

疲劳（fatigue）是持续的、主观的、一种劳累、无力的感觉，在躯体或精神上感觉精力不足。疲劳是主观的感受，有时也被表述为虚弱（weakness）、乏力、困倦、筋疲力尽、浑身不适、拖沓等。疲劳是终末期病人中最为常见的非特异性症状，发生率为70%~100%。

一、评估

1. 疾病

（1）贫血。

（2）营养不良。

（3）电解质紊乱。

（4）肌肉失用或萎缩。

（5）甲状腺功能低下等。

2. 需要关注的问题

（1）疲劳的特点：

①主观感觉；

②躯体的疲乏感；

③不同于平常：休息得不到缓解、症状与活动量不平行、需要额外的休息；

④时程上的差异：可以是无处不在、慢性进展、急性发作、持续的、阵发的。

（2）可表现在以下3个方面：

①躯体功能方面：功能下降、生活质量下降、减少了日常活动、无法完成工作等；

②情感上的不适：无用感（自己是没有用处的）、麻木、焦虑、悲伤；

③认知能力下降：注意力下降、失去动力、记忆力下降、无法完成用脑的工作等。

（3）评估要点：

①发生的时间、缓解或加重的因素；

②对功能及日常生活有无影响；

③严重程度评估：轻中重度，可以0~10分（1~3分轻度、4~6分中度、7~10分重度）；

④伴随症状的评估：很少仅有疲劳一个症状，往往会伴有其他问题，如疼痛、焦虑抑郁、食欲减退、睡眠问题等。其中抑郁和疼痛是发生疲劳的最强预测因子；

⑤有无疾病的进展；

⑥有无药物因素引起症状（镇静类药物、阿片类药物、激素等）。

二、治疗

1. 原则　强调个体化的干预，解释很重要，与患者及家属沟通，明确症状对患者的影响及可能的原因，确认可逆的和不可逆的因素，讨论患者的预期及干预所可能达到的效果。

2. 非药物干预

（1）适当的有氧及力量锻炼，可咨询康复师。

（2）记录活动日记：了解疲劳发作是否与某项特定的活动相关，了解疲劳发作的时间，在精力最好的时候安排活动。

（3）减少能量消耗，把精力用于优先进行的活动，避免不必要的活动。

（4）在不影响夜间睡眠的情况下日间可小睡。

（5）精神干预：压力释放、放松疗法等。

3. 药物干预：

（1）控制并发的症状，控制疼痛、抗抑郁治疗、改善食欲、睡眠等。

（2）纠正贫血（铁剂、促红细胞生成素、适当输血）。

（3）感染：适当使用抗生素。

（4）针对营养不良的干预。

（5）纠正电解质紊乱。

（6）处理甲状腺功能低下。

（7）对于厌食或恶病质引起的疲劳，糖皮质激素可能有效：地塞米松 1～2mg/d，泼尼松 20～40mg/d，疗程 2～4 周，但应注意长期应用的不良反应，尚无研究证实上述药物可以改善疲劳的症状。

（8）精神刺激药物：少量研究证实可以轻度改善疲劳，建议咨询专科医师。

①哌醋甲酯（利他林）5mg bid（早上及中午），可逐渐加量至 15mg bid，不良反应主要为失眠和易激惹；

②莫达非尼（modafinil）为新型中枢兴奋药。

用于治疗发作性睡病，对于日间的困倦效果好，100mg bid（早上、中午服用），或 200mg qd（早上服用），可逐步加量，每日最多 400mg。

主要不良反应为恶心、神经过敏、焦虑。

肝肾功能不全需减量；心绞痛、精神病史慎用。

（9）中医或其他方法：

①研究显示辅酶 Q_{10}、脱氢表雄酮（DHEA）、人参可能有效；

②针灸、按摩。

参考文献

1. Mervyn Dean. 缓和医疗症状舒缓指引. 第 6 版. 王英伟译. 中国台湾新北市：合记图书出版社，2015.

2. Berger AM. Principles and practice of palliative care and supportive oncology. Baltimore：Lippincott Williams & Wilkins, 2013.

3. 王英伟. 安宁缓和医疗临床工作指引. 台湾安宁照顾基金会, 2000.

4. Andrew Dickman. Drugs in palliative care. Liverpool：Oxford University Press，2012.

第六节　恶心呕吐

恶心（nausea）是在喉部背侧和上腹部的不愉悦的感受，这种感受可能引起呕吐。呕吐（vomiting）是经口或鼻腔胃内容物的有力排出。干呕是不成功的呕吐。

在末期疾病患者中的恶心的发生率很高，恶性肿瘤20%~40%，艾滋病43%~49%，心脏病17%~48%，肾脏病30%~43%；患者在生命最后1周恶心发生率达70%；患者在接受吗啡治疗第一周内约30%会发生恶心。

一、评估

1. 疾病

（1）胃肠道疾病：

①胃潴留；

②胃肠道完全梗阻；

③胃部挤压综合征；

④胃部松弛综合征；

⑤胃食管反流；

⑥胃炎。

（2）咽喉部问题。

（3）药物、代谢、毒素反应。

（4）肿瘤脑转移。

2. 需要关注的问题

（1）近期使用了什么药物？（是否因为药物引起恶心/呕吐的症状）

（2）近期是否有放疗或化疗？（是肿瘤患者恶心呕吐的主要原因之一）

（3）有无毒物接触史？

（4）是单纯的恶心还是伴有呕吐？

（5）患者的主要症状是呕吐吗？

（6）呕吐物性质：是未消化食物？胆汁？粪便？（帮助

判断梗阻的位置）

（7）活动是否会引起恶心、呕吐症状加重？

（8）是否有便秘或肠道梗阻？

（9）是否有抑郁、焦虑或者恐惧？

（10）是否伴有头痛：颅压升高会伴有头痛。

（11）是否有环境变化：环境变化会导致焦虑而引起恶心，呕吐。

（12）是否有吞咽困难：口腔真菌感染时会有吞咽困难，同时会有恶心呕吐。

（13）是否有口干、昏睡：高钙血症可以引起多系统症状，就包括恶心呕吐口干嗜睡。

（14）是否有便秘：非常常见的情况，而大便不畅会导致恶心呕吐，或是恶心呕吐加重。

二、恶心呕吐发生机制（图3-2）

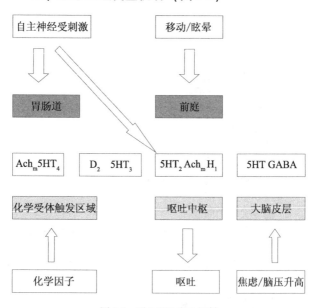

图3-2　恶心呕吐发生机制

Ach_m = 乙酰胆碱受体；5HT = 五羟色胺；$5HT_2$ = 五羟色胺2受体；
$5HT_3$ = 五羟色胺3受体；$5HT_4$ = 五羟色胺4受体；D_2 = 多巴胺受体；
GABA = γ-氨基丁酸受体；H_1 = 组胺受体

三、治疗

（一）非药物治疗

1. 护理措施

（1）如患者呕吐，应该准备桶、纸和漱口用的水或果汁。

（2）进食碱性固体饮食可适当缓解恶心呕吐，如馒头。

（3）少量多餐，每日 4 ~ 5 餐，细嚼慢咽。

（4）可适当应用清凉的饮料，如果汁可缓解症状。

（5）做好口腔清洁，可减轻恶心呕吐的发生。

（6）转移注意力：看书，做一些感兴趣的事。

2. 音乐治疗　可有效地减轻焦虑情绪及呕吐症状。

3. 肌肉放松技巧　可有效缓解恶心呕吐症状的发生。

4. 芳香治疗

（1）有助于减轻恶心呕吐的配方：

①葡萄柚 2 滴滴入纸巾放置鼻下嗅闻；

②橙花 1ml + 柠檬马鞭草 1ml + 花梨木 2ml + 苦橙叶 3ml + 葡萄柚 3ml。用法：

1）滴入扩香仪每次 5 ~ 8 滴，或者滴 2 滴至纸巾放置鼻下嗅闻。

2）1ml 配方油 +9ml 圣约翰草油/甜杏仁油，顺时针按摩服腹部；

③葡萄柚 8ml + 大西洋雪松 2ml，用法同上。

（2）口腔护理可能会减轻恶心的症状：漱口或用纱布擦拭。

①胡椒薄荷 1 滴 + 土耳其香桃木 1 滴 + 暹罗安息香 1 滴 + 乳化剂 +250ml 蒸馏水；

②金缕梅纯露 5ml + 岩玫瑰纯露 5ml + 永久花纯露 5ml + 罗马洋甘菊 5ml +20ml 蒸馏水。

（3）腹部胀气所致恶心、呕吐：

①甜橙 5ml + 姜 1ml + 芫荽 1ml + 小茴香 1ml + 肉桂 0.5ml；2 ~ 3 滴滴入纸巾放置鼻下嗅闻；

②1ml 配方油 +9ml 圣约翰草油/甜杏仁油：顺时针按摩腹部。

5. 催眠及行为疗法可阻断预期性呕吐以及焦虑/呕吐恶性循环。

6. 需要注意的问题

（1）关于液体的补充：如果有脱水征象应当给予500～1000ml液体；另外，500～1000ml每日的液体会减缓持续恶心的感觉

（2）存在便秘或者肠梗阻者给予相应处理，以达到减轻恶性呕吐为目的

（3）存在焦虑、恐惧者可以考虑催眠或者行为疗法

（4）以下情况需要胃管减压：

①胃出口梗阻；

②胃失弛缓；

③恶臭的呕吐物。

（二）预防

1. 接受放化疗的患者，应预防性给予镇吐药物，尤其注意预期性呕吐的预防，如化疗前给予劳拉西泮预防，FDA推荐劳拉西泮用于化疗预防恶心呕吐的用法为：化疗前30～35分钟给予劳拉西泮0.025～0.05mg/kg（max 4mg）（im，iv），可合用其他镇吐药，随后可每小时口服1～2mg劳拉西泮以维持轻中度镇静作用。

2. 放化疗患者给予进食指导，避免饱食或容易引起恶心的食物。

（三）呕吐为主患者的治疗

1. 出口梗阻所致者

（1）肿瘤引起的出口梗阻：可予地塞米松，起始剂量为2～4mg bid（日剂量范围为6～16mg），静脉注射；此外还有奥曲肽，常用起始剂量为一次0.1mg（100μg）bid，皮下给药。症状持续，可以考虑支架或者胃造口。

（2）其他原因引起的部分出口梗阻：甲氧氯普胺10mg q6h或40～100mg持续皮下注射。

（3）胃部由于气体或液体膨胀明显的，给予胃管减压。

（4）要结合预计生存期加以考虑。

①若生存期很短，地塞米松2～16mg qd静脉注射或皮下分次给予。

②若生存期较长（生存期以周以上计算），考虑支架或胃造口。

2. 食管反流

（1）可予以 PPI 药物，如奥美拉唑 20mg qd、兰索拉唑 20mg qd 或雷贝拉唑 10mg qd。

3. 颅压升高

（1）对因：如颅内感染相关的可以针对感染进行治疗。

（2）对症：对于无法针对病因处理的，选择对症治疗。

①颅内肿瘤引起的，可用地塞米松，放疗；

②赛克力嗪 25～50mg 口服 q8h 或 prn（必要时），或 50mg iv（参考 Micromedex 用法）；

③脱水药物：如甘露醇、甘油果糖、甘油合剂等。

（四）恶心呕吐是药物、毒物、电解质所致

1. 对因停止引起恶心呕吐的药物及毒物，尽可能纠正导致症状的电解质紊乱。

2. 对症

（1）化学感受器受刺激：高钙、药物、细菌毒素、尿毒症：氟哌啶醇 1.5～3mg 口服、肌内注射或皮下注射。

（2）$5HT_3$ 相关：如抗生素、化疗药、SSRI 类抗抑郁药：昂丹司琼 4～8mg 口服或皮下 q8h。格拉司琼 3mg 稀释后静脉滴注

（3）胃肠道黏膜受刺激：如抗生素、血液、化疗药、铁剂、非甾体抗炎药：如果是上述药物导致胃肠道黏膜受刺激，如果能更换就应该更换药物。否则可对症给予 PPI 类药物

（4）国外有左咪丙嗪（吩噻嗪类，同氯丙嗪），但强度约为氯丙嗪的一半。

（五）活动时恶心呕吐症状加重

1. 膨胀胃肠所致机械性扭转

（1）对因：尽可能减轻肠管膨胀度。

（2）对症：肠道和肝脏的鼓胀可以用赛克力嗪 25～50mg 口服 q8h 或 prn；或 50mg 静脉注射。

2. 晕动症　氢溴酸东莨菪碱 0.3～0.6mg，口服，bid；复方氢溴酸东莨菪碱贴膏，每贴含量为 0.34mg；东莨菪碱贴片，每贴含量为 1.5mg，每次 1 贴外用 q72h。

3. 其他原因　如中耳炎、前庭神经炎、耳毒性药物、

桥小脑角肿瘤、梅尼埃病等。赛克力嗪 25～50mg 口服 q8h 或 prn 或 50mg 静脉注射；或桂利嗪 25－50mg q8h。

（六）恶心呕吐的中医疗法

1. 针灸

①取穴：中脘、内关、足三里、公孙、梁丘；

②随证配穴：寒吐加支正、胃俞、神阙（隔盐灸）；热吐加合谷、委中（刺血）、尺泽；肝气犯胃加太冲、阳陵泉、脾俞；痰饮内阻加丰隆；食积加天枢、下脘；胃虚加脾俞。实证用泻法，虚证用补法或加灸。

2. 耳针

选穴胃、肝、交感、皮质下、神门。每次取 2～3 穴，强刺激，留针 20～30 分钟，每日或隔日一次。

3. 中药

（1）肝郁气滞呕吐：

①主治：恶心呕吐，伴有胸闷不舒，两胁胀痛，口苦咽干等；

②中成药：舒肝和胃丸，每次 6g，每日 2 次，口服；

柴胡舒肝丸，每次 10g，每日 2 次，口服；

③外敷：吴茱萸 30g 研末备用，临用时取 3g 调姜汁贴敷神阙，每天换药 1 次。

（2）食积呕吐（可用于食积腹泻）：

①主治：暴饮暴食后出现恶心呕吐，呕吐物酸腐或呃逆酸腐气味；

②中成药：保和丸，每次 6～9g，每日 2 次，口服；

③食疗：饭锅巴，如掌大一块，焙焦研细末，生姜汤送下。

（3）胃寒呕吐（可用于胃寒疼痛）：

①主治：恶心呕吐，呕吐清水，常有胃痛，遇寒加重，得温缓解；

②中成药：良附丸，每次 3～6g，每日 2 次，口服。

附子理中丸，每次 6g，每日 2 次，口服；

香砂养胃丸，每次 9g，每日 2 次，口服；

③外敷：生姜 15g，半夏 10g，上两药捣烂后炒热，将炒热的药物外敷脐中，纱布覆盖，胶布固定，每日换药 1 次。

④食疗：频嚼生姜。

（4）胃热呕吐：

①主治：恶心呕吐，反酸，喜凉食；

②中成药：左金丸，每次 3～6g，每日 2 次，口服；

③单验方：黄连、苏叶各 5 克，竹茹 12 克，水煎服。鲜芦根 60g，水煎，频频饮。

④食疗：西瓜鲜汁，少量多饮。

（5）外感呕吐：

①主治：呕吐食物，起病较急，伴有恶寒发热，胸胁满闷；

②汤药：藿香正气散；

③中成药：藿香正气水，每次 10ml，每日 2 次，口服；

④单验方：藿香 17g，炒苏子 9g，水煎，顿服。

参考文献

1. Mervyn Dean. 缓和医疗症状舒缓指引. 第 6 版. 王英伟译. 中国台湾新北市：合记图书出版社，2015.

2. Berger AM. Principles and practice of palliative care and supportive oncology. Baltimore：Lippincott Williams & Wilkins，2013.

3. 王英伟. 安宁缓和医疗临床工作指引. 台湾安宁照顾基金会，2000.

4. Andrew Dickman. Drugs in Palliative Care. Liverpool：Oxford University Press，2012.

第七节 厌 食

厌食（anorexia）是食欲缺乏的医学术语，是各种原因（肿瘤、恶病质等）产生一系列代谢产物，如酮体、乳酸、炎症因子等物质，造成患者厌食。治疗过程中使用抗生素、化疗、放疗、患病后的紧张、焦虑等情绪都是产生厌食的原因。厌食在晚期肿瘤及慢性病晚期患者中发病率较高，80%～90% 的患者都会出现。

一、评估

1. 疾病

（1）原发病：是否有近期的放疗或者化疗、原发疾病与厌食的关系、目前合并用药情况。

（2）躯体不适引起的厌食：如疼痛、恶心、口干、口腔溃疡、治疗或肿瘤本身引起的味觉和嗅觉的改变。

（3）口腔念珠菌感染。

（4）胃肠道疾病：胃酸问题（胃炎、溃疡）、便秘。

（5）老化。

2. 需要关注的问题

（1）厌食是在恶心呕吐之前还是之后？

（2）症状是否由药物、毒物、电解质、肾功能异常引起？

（3）是否存在胃肠动力问题？

（4）是否有焦虑或恐惧情绪？

（5）是否伴口腔问题：口腔溃疡（口腔炎症时会有溃疡发生），口腔念珠菌感染。

（6）是否有吞咽困难：咽喉部炎症时会引起吞咽困难。

（7）是否有环境变化：环境变化时会导致抑郁或焦虑而引起厌食。

二、治疗

1. 非药物治疗：

（1）尊重患者意愿，选择是否进食。

（2）选择喜欢的液体漱口，如清水、绿茶水等。

（3）食物多元化，如粥、蔬菜、水果等。

（4）若厌食发生在恶心呕吐之后，在恶心呕吐没有很好控制之前，不要进食你喜欢的食物。

（5）对陪伴者的宣教：告知陪伴者，厌食通常是肿瘤恶病质的末期症状，患者这时通常只需要少量液体就能感觉舒服，不要强迫患者进食。末期病人的厌食并不会增加病人的不适感。

（6）音乐：通过音乐放松等方法来调节恶心呕吐后的不良感受体验，同时帮助注意力转移及增强积极应对问题的能力。若遇患者有吞咽困难者，可酌情评估，运用音乐节奏等元素促进吞咽动作模仿练习。

（7）冥想可有效缓解焦虑。

（8）芳香治疗：

①减轻恶心：葡萄柚2滴滴入纸巾放置鼻下嗅闻；

②口腔护理：

1）胡椒薄荷 1 滴＋土耳其香桃木 1 滴＋暹罗安息香 1 滴＋乳化剂＋250ml 蒸馏水，漱口或用纱布擦拭；

2）口腔护理 2：金缕梅纯露 5ml＋岩玫瑰纯露 5ml＋永久花纯露 5ml＋罗马洋甘菊 5ml＋20ml 蒸馏水，漱口或用纱布擦拭。

③促进胃动力：甜橙 5ml＋姜 1ml＋芫荽 1ml＋小茴香 1ml＋肉桂 1ml。

1）2～3 滴滴入纸巾放置鼻下嗅闻；

2）1ml 配方油＋9ml 圣约翰草油/甜杏仁油，顺时针按摩腹部；

④改善情绪：大西洋雪松 2ml＋血橙 5ml＋黑云杉 2ml＋香蜂草 1ml。

1）5～8 滴滴入扩香仪中做空间扩香或者 2－3 滴滴入纸巾放置鼻下嗅闻；

2）1ml 配方油＋9ml 圣约翰草油/甜杏仁油，顺时针按摩腹部。

2. 药物治疗

（1）疼痛引起者（详见"疼痛"章节）。

（2）恶心呕吐引起的厌食，需要处理恶心呕吐病因（详见"恶心呕吐"章节）。

（3）如果存在胃动力问题则可以采用甲氧氯普胺 5mg～10mg tid po，或每次肌内或静脉注射 10～20mg，剂量不超过 0.5mg/kg。如果胃动力没有问题可选择地塞米松 2～5mg qd，泼尼松 20～40mg qd（短期治疗）；或甲地孕酮 160mg qd，一月后评估疗效，常用剂量 160～800mg/d。

（4）改善食欲：

①孕激素：甲羟孕酮或甲地孕酮；

②皮质激素：泼尼松 20～40mg qd；地塞米松 2～5mg qd。

（5）中医的处理方法：

①针灸：取中脘，足三里。已被证实有效；或指压：手腕内关穴；

②中成药：大山楂丸，每次 1 丸，每日 2 次；

薯蓣丸，每次 1 丸，每日 2 次；

参苓白术丸，每次6g，每日2次，口服。

③外敷：将神曲、麦芽、山楂、莱菔子、鸡内金，烘干后共研为细末，加淀粉，用开水调成糊膏，纱布包裹，于晚上敷神阙穴，次晨取下。每日1次，5次为一疗程；

④单验方：橘子200克，去皮，榨汁备用。山楂100克，洗净、掰开，煮烂后捣碎、去核，待放凉再加入橘汁和白糖即可。

参考文献

1. Mervyn Dean. 缓和医疗症状舒缓指引. 第6版. 王英伟译. 中国台湾新北市：合记图书出版社，2015.

2. Berger AM. Principles and practice of palliative care and supportive oncology. Baltimore：Lippincott Williams & Wilkins，2013.

3. 王英伟. 安宁缓和医疗临床工作指引. 台湾安宁照顾基金会，2000.

第八节　腹　　胀

胃肠道内积聚过量的气体，称为腹部胀气。腹胀是腹部胀满的感觉，腹部胀气是原因之一。

一、评估

1. 疾病

（1）消化道疾病：消化道肿瘤、消化道溃疡、肠梗阻、便秘、肝硬化、胆道感染等；

（2）腹膜腹腔疾病：腹膜炎、腹膜肿瘤、腹腔积液；

（3）心、血管疾病：充血性心力衰竭、肠系膜血栓形成；

（4）其他：急性感染、肾衰竭、电解质及酸碱代谢紊乱、营养不良。

2. 需要关注的问题

（1）近期使用何种药物：抗生素、乳果糖口服溶液（杜密克）、双胍类药物等；

（2）检查及治疗：胃肠镜、放化疗；

（3）是否经常便秘；

（4）情绪。

二、腹胀的治疗

1. 针对病因进行治疗

（1）腹水所致腹胀，可予以抽取腹水改善症状。

（2）便秘所致腹胀，治疗详见"便秘"章节。

（3）肠道胀气，肠痉挛所致腹胀。

①肠道益生菌

双歧杆菌胶囊

复方嗜酸乳杆菌片

双歧杆菌三联活菌胶囊

②平滑肌解痉药

a）甲苯凡林：亲肌性解痉药；肠梗阻患者禁用；粪便嵌塞和结肠弛缓、巨结肠症患者禁用；严重肝功能不全者禁用。

片剂：每次 135mg tid；

混悬液：每次 150mg tid；

控释制剂：每次 400mg bid。

b）匹维溴铵：50mg，tid；

c）奥替溴铵：40~80mg bid 或 tid。

③促动力药

a）多潘立酮，10mg，每日 3~4 次；

b）甲氧氯普胺：口服，5~10mg tid。

肌内或静脉注射：一次 10~20mg，每日不超过 0.5mg/kg；

c）新斯的明：15mg tid。

④肛管排气

2. 中药治疗可参考便秘章节

3. 康复　可选择高压静电、超长波、磁疗等

4. 芳香治疗

配方：甜橙 5ml + 姜 1ml + 芫荽 1ml + 小茴香 1ml + 肉桂 ml。

（1）2~3 滴滴入纸巾放置鼻下嗅闻。

（2）1ml 配方油 + 9ml 圣约翰草油/甜杏仁油，顺时针按摩腹部。

参考文献

1. Azpiroz F，Malagelada JR. Abdominal bloating. Gastroenterology，2005，129（3）：1060-78.

2. Ringel-Kulka T, Palsson OS, Maier D, et al. Probiotic bacteria lactobacillus acidophilus ncfm and bifidobacterium lactis bi-07 versus placebo for the symptoms of bloating in patients with functional bowel disorders: a double-blind study. J Clin Gastroenterol, 2011, 45 (6): 518 – 25.

3. Poynard T, Regimbeau C, Benhamou Y. Meta-analysis of smooth muscle relaxants in the treatment of irritable bowel syndrome. Aliment Pharmacol Ther, 2001, 15 (3): 355 – 61.

4. DiPalma JA, Cleveland MB, McGowan J et al. A comparison of polyethylene glycol laxative and placebo for relief of constipation from constipating medications. South Med J, 2007, 100 (11): 1085 – 90.

5. Lacy BE, Gabbard SL, Crowell MD. Pathophysiology, evaluation, and treatment of bloating: hope, hype, or hot air? Gastroenterol Hepatol (N Y), 2011, 7 (11): 729 – 39.

6. Drossman DA, Chey WD, Panas R, et al. Lubiprostone significantly improves symptom relief rates in adults with irritable bowel syndrome and constipation (IBS-C): data from two twelve-week, randomized, placebo-controlled, double blind trials. Gastroenterology. 2007; 132: 2586 – 2587.

7. Ford AC, Talley NJ, Schoenfeld PS, et al. Efficacy of antidepressants and psychological therapies in irritable bowel syndrome: systematic review and meta-analysis. Gut, 2009, 58 (3): 367 – 78.

第九节 便 秘

排便次数减少（每周排便次数 < 3 次）、排便量减少（每天 < 35g）、硬粪、排便费力、排便不尽感、肛门阻塞感等，上述症状同时存在 ≥ 2 种时诊断便秘（constipation）。便秘在晚期患者中的发生率很高，在安宁疗护病房中约 50% 的患者有便秘的表现。

一、评估

1. 疾病

（1）肠道疾病：肿瘤、结核等；

（2）脊髓受压。

（3）内分泌和代谢性疾病：糖尿病、高钙血症、甲状腺功能减退等。

（4）神经系统疾病：帕金森病等退变性疾病。

（5）其他疾病：痔疮、肛裂等。

2. 需要关注的问题

（1）近期使用的药物：阿片类药物、抗胆碱能药物、镇吐药物（如昂丹司琼）、非甾体素抗炎药、铝剂、抗抑郁药、钙离子通道阻滞剂等。

（2）近期是否有放疗或者化疗。

（3）是否有情绪相关问题。

（4）营养不良。

（5）脱水。

（6）神志异常：痴呆、谵妄。

（7）行动不便。

（8）合并症状：腹胀腹痛、排便不尽感、厌食、恶心呕吐、尿潴留。

（9）新出现的腹泻或失禁应考虑到粪嵌塞可能。

二、便秘的处理

1. 非药物治疗

（1）增加水分摄入。

（2）进食含高纤维食物、可溶性纤维。

（3）患者尽可能多活动。

（4）患者想排便时应尽快协助排便。

（5）使用阿片类药物可考虑同时使用通便药物。

（6）开塞露或灌肠。

（7）对伴有睡眠障碍、焦虑抑郁等情绪问题的晚期患者，在经验治疗不能缓解便秘时，应关注患者精神心理、睡眠状态和社会支持情况的评估，判断心理因素与便秘的关系。

（8）康复指导：高压静电、超长波、磁疗等，可以改善与自主神经相关的慢性便秘；每日规律在腹部沿结肠方向顺时针缓慢、轻柔按摩，可以改善结肠蠕动；指导病人规律饮食、规律排便的生活习惯。

2. 药物

（1）容积性泻药：应用时应注意补充足够的液体，有粪嵌塞、肠梗阻的患者慎用。

①欧前车；

②聚卡波非钙；

③麦麸；

④甲基纤维素

（2）渗透性泻药

①复方聚乙二醇：10g bid 或 20g qd；

②乳果糖：10g qd bid 或 tid，在肠腔内分解产气，有些患者会出现胃肠胀气，通常继续治疗即可消失；

③50% 硫酸镁溶液：一次 10～40ml，会导致电解质紊乱，引起高镁血症、高钠血症及低磷血症；

④甘露醇：对肠道产生刺激作用，有时可导致严重腹泻、电解质紊乱。

（3）刺激性泻药：作用迅速可引起腹痛，长期应用可能导致不可逆的肠神经损害。

①比沙可啶：5～10mg，qd；

②番泻叶颗粒：冲服，10g，bid。长期使用可引起结肠黑变病。

（4）促动力药：

①莫沙必利：5mg bid 或 tid，餐前服用，可能出现腹泻、腹痛、恶心和头痛；

②伊托必利：50mg tid，餐前服用。

（5）润便及润滑剂：长期应用可影响脂溶性维生素及钙、磷的吸收。

①石蜡油：可口服或灌肠；

②甘油：灌肠。开塞露、甘油灌肠剂；

③其他植物油。

（6）微生态制剂：

双歧杆菌。

（7）阿片受体阻滞剂：

甲基纳曲酮：可用于阿片类药物所致便秘。开始治疗前需停用其他通便药。450mg，清晨顿服。可引起腹痛、腹泻、胃肠胀气及眩晕等反应。

（8）中医中药：

①胃热肠燥便秘。

主治：便秘、腹胀伴身热面红，小便短赤，口干口苦。

汤药：麻子仁丸。

中成药：麻仁润肠丸，每次 6g，每日 2 次，口服。

麻仁丸，每次 6g，每日 2 次，口服。

通便灵胶囊，每次 4~6 粒，每日 1 次，口服。

便通胶囊，3 粒 每日 2 次。

②气滞便秘。

主治：腹胀较重，胸胁痞满，嗳气频作。

汤药：六磨饮子。

中成药：四磨汤，每次 10~30ml，每日 2~3 次，口服。

③阳虚便秘。

主治：便秘伴有四肢不温，小便清长，喜热怕冷，腹中冷痛等症。

汤药：济川煎。

④阴虚便秘。

主治：用于大便干结如羊屎状，伴有形体消瘦，口渴咽干，五心烦热。

汤药：增液承气汤

中成药：苁蓉润肠口服液 10ml 每日 3 次；

⑤消秘方。主治：便秘者（实性）。用法：打粉外敷神阙穴。方药：生大黄 100g 厚朴 100g 枳实 50g 槟榔 50g

三、粪嵌塞的处理

干硬粪便堵塞在直肠或乙状结肠内无法排出。终末期患者出现不能沟通，或者直肠感觉减退，延误粪嵌塞的发现。可造成乙状结肠扭转、肠梗阻、继发巨结肠、溃疡或穿孔、心脑血管急性事件、痴呆患者激惹等后果，还可以引起尿潴留，是需要紧急处理的问题。临床表现为腹胀、腹绞痛、发热、呕吐。立位腹平片可见低位肠梗阻表现。

1. 通便灌肠 需按低位肠梗阻处理。

口服石蜡油、温盐水灌肠。

2. 手术治疗

仅适用于机械性梗阻和（或）肿瘤局限、部位单一的梗阻，可考虑局部造瘘、支架等，但需结合患者意愿及病情慎重考虑，末期患者在决策时应充分讨论。

3. 发热及循环动力学不稳定

需考虑肠道梗阻引起肠黏膜屏障破坏导致肠道细菌及

毒素吸收入血引起感染性休克，结合患者意愿可考虑抗感染、纠正休克等处理。

4. 中药

主治：癌性梗阻。用法：打粉外敷神阙穴联合中药灌肠。

方药：

（1）打粉外敷神阙穴、关元穴：

生黄芪40g　大腹皮15g　生大黄15g　枳　实20g
厚　朴15g　炮山甲15g　蜈　蚣3条　当　归30g
丹　参30g　蚤　休10g　元　胡15g　沉香粉10g

（2）大承气汤加味煎汤中药灌肠：

酒大黄15g　芒　硝6g　生枳实30g　厚　朴15g
桂　枝10g　桃　仁10g　生甘草10g

参考文献

1. 罗金燕，王学勤，等. 慢传输型便秘结肠动力学研究. 中华消化杂志，2002，22（2）.117 – 119.

2. Drossman DA. The functional gastrointestinal disorders and the Rome III process. Gastroenterology. 2006, 130（5）：1377 – 90.

3. Bordeianou L, Savitt L, Dursun A. Measurements of pelvic floor dyssynergia：which test result matters？［J］Dis Colon Rectum, 54（1）：60 – 5.

4. Elshazly WG, El Nekady Ael A, Hassan H. Role of dynamic magnetic resonance imaging in management of obstructed defecation case series. Int J Surg. 2010, 8（4）：274 – 82.

5. 朱丽明，方秀才，刘诗，等. 全国多中心慢性便秘患者情绪和睡眠状况的调查. 中华医学杂志，2012，（32）：2243 – 2246.

6. Camilleri M, Drossman DA, Becker G, elt. Emerging treatments in neurogastroenterology：a multidisciplinary working group consensus statement on opioid-induced constipation. Neurogastroenterol Motil，2014，26（10）：1386 – 95.

7. Ahlbeck K. Opioids：A two-faced Janus. Curr Med Res Opin，2011，27（2）：439 – 448.

8. 中华医学会消化病学分会胃肠动力学组，中华医学会外科学分会结直肠肛门外科学组. 中国慢性便秘诊治指南（2013 年，武汉）［J］. 胃肠病，2013.18（10）.605 – 612.

9. 李虹义，魏振军，刘端祺. 阿片类药物相关性便秘的诊疗. 中国肿瘤临床，2015.42（12）.603 – 607.

第十节 呃 逆

呃逆（hiccups）是膈神经、迷走神经受刺激导致膈肌、肋间肌的不自主同步强烈收缩。在晚期患者中有 2% 的人会出现呃逆，在消化道疾病导致的晚期患者中发生率更高。

一、评估

1. 疾病

（1）中枢神经系统病变：颅脑肿瘤、多发性硬化、颅脑外伤、颅内感染等。

（2）头颈部疾病：甲状腺肿大、异物、动脉瘤、咽炎、喉炎等。

（3）胸部疾病：肺部感染、胸膜炎、心包炎、贲门失弛缓、食管狭窄、食管裂孔疝等。

（4）腹部疾病：胃蠕动减慢、胃部浸润压迫、肠梗阻、胃溃疡、胰腺炎、胃食管反流等。

（5）纵隔刺激：如腹水、脓胸、肝肿大等。

（6）迷走神经受刺激：如颈部、肺、纵隔腔的肿瘤；食管炎或食管阻塞；胸腔外科手术等。

（7）膈神经受刺激：如纵隔肿瘤、膈下脓肿、心包炎、心肌梗死等。

（8）代谢异常：如尿毒症、电解质紊乱（低钾低钙）、糖尿病、败血症等。

（9）其他：带状疱疹、肺结核等。

2. 需要关注的问题

（1）药物：地塞米松、甲基多巴、巴比妥酸盐、苯二氮草类药物等。

（2）有无情绪障碍。

二、治疗

1. 迷走神经刺激引起的呃逆

（1）吸气屏气法。

（2）饮水法。

（3）吸食烟雾法。

（4）按压双眼球法。

（5）按压眶上神经法。

（6）牵舌法。

2. 神经阻滞疗法

（1）膈神经阻滞法。

（2）颈椎横突旁封闭疗法。

（3）星状神经节阻滞法。

3. 药物治疗

（1）纠正电解质紊乱。

（2）抗精神病药物：

①氯丙嗪 25 ~ 50mg，每天 3 ~ 4 次，2 ~ 3 天后若症状持续，可换为肠外给药；

②氟哌啶醇 5 ~ 10mg 静推。

（3）肌松药：

巴氯芬，5 ~ 10mg bid 或 tid po。

（4）解痉药：

①硝苯地平 5 ~ 10mg q8h po；

②阿托品 0.3 ~ 0.6mg，口服或皮下注射或肌注，q12h；

③东莨菪碱 0.3 ~ 0.6mg，口服或皮下注射或肌注，ql2h；

④氟桂利嗪 10mg po qn。

（5）抗癫痫药：

①苯妥英钠 250 ~ 300mg/d bid 或 tid po；

②丙戊酸钠 600 ~ 1200mg/d bid 或 tid po。

（6）麻醉药物：

①咪达唑仑 5 ~ 10mg 静推后 40 ~ 120mg/d 静脉维持；

②利多卡因 2% 利多卡因胶浆 5ml，每天 1 ~ 3 次，降低呃逆反射弧兴奋性；

③可待因降低膈神经兴奋性；30mg qd po。

（7）镇吐药：

①昂丹司琼 8mg 静推 q8h；

②甲氧氯普胺（胃复安）10mg 静推 bid。

（8）中枢兴奋药：

尼可刹米 0.375g 肌注 qd。

（9）加巴喷丁 300mg tid po。

（10）PPI 药物：

①奥美拉唑 20mg qd 至 bid；

②雷贝拉唑 10mg qd 至 bid。

4. 针灸、穴位注射及中药汤药　如丁香柿蒂汤、旋覆代赭汤、橘皮竹茹汤。

呃逆的原因及其治疗概述于图3-4。

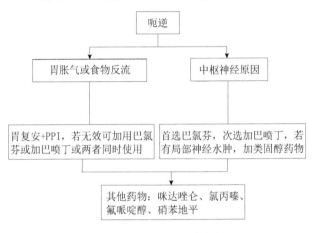

图3-4　呃逆的原因及其治疗

参考文献

1. Smith HS, Busracamwongs A. Management of hiccups in the palliative care population. Am J Hosp Palliat Care, 2003, 20 (2)：149 – 54.

2. Calvo E, Fernández-La Torre F, Brugarolas A. Cervical phrenic nerve block for intractable hiccups in cancer patients. J Natl Cancer Inst, 2002, 94 (15)：1175 – 6.

3. Chang FY, Lu CL. Hiccup: mystery, nature and treatment. J Neurogastroenterol Motil, 2012, 18 (2)：123 – 30.

4. Twycross R. Baclofen for hiccups. Am J Hosp Palliat Care, 2003, 20 (4)：262.

5. Kanaya N, Nakayama M, Kanaya J, et al. Atropine for the treatment of hiccup after laryngeal mask insertion. Anesth Analg, 2001, 93 (3)：791 – 2.

6. Nishimura M. Intractable hiccup in two severely handicapped pa-

tients during phenytoin therapy. No To Hattatsu, 1996, 28 (5): 430 – 3.

7. Moro C, Sironi P, Berardi E, et al. Midazolam for long-term treatment of intractable hiccup. J Pain Symptom Manage, 2005, 29 (3): 221 – 3.

8. Gupta VK. Metoclopramide for migraine-associated hiccup. Int J Clin Pract, 2006, 60 (5): 604 – 5.

9. Hernández JL, Pajarón M, García-Regata O, Jiménez V, et al. Gabapentin for intractable hiccup. Am J Med, 2004, 117 (4): 279 – 81.

10. Ge AX, Ryan ME, Giaccone G, et al. Acupuncture treatment for persistent hiccups in patients with cancer. J Altern Complement Med, 2010, 16 (7): 811 – 6.

第十一节　谵　　妄

谵妄 (delirium) 是指短时间 (数小时至数天) 出现的意识和认知障碍, 并且随时间而波动。可分为活动减低型、活动增多型及混合型。约 80% 的终末期癌症患者在其生命的最后几周内出现谵妄, 其中 50% 属阿片类药物镇痛、代谢紊乱和器官衰竭相关的活动抑制型谵妄。

一、评估

1. 疾病及诱因

(1) 水电解质紊乱。

(2) 血糖异常。

(3) 贫血。

(4) 药物 (苯二氮䓬类, 阿片类, 氢化可的松, 抗乙酰胆碱类等)。

(5) 感染。

(6) 肝衰竭, 肾衰竭。

(7) 低氧血症。

(8) 年老、病情严重。

(9) 创伤性治疗后。

(10) 尿潴留、便秘、肠梗阻。

(11) 环境的改变。

（12）睡眠障碍。

（13）疼痛。

2. 需要关注的问题

（1）近期使用了什么药物？

（2）有无环境因素？

（3）有无焦虑抑郁？

（4）其他伴随症状（神经系统定位体征等）。

（5）当前疾病情况：如原发病、合并症、功能状态及预后。

二、临床表现

1. 意识障碍　定向力下降。

2. 注意力障碍　注意力涣散，无意义动作或行为。

3. 认知功能障碍　近期及远期记忆障碍。

4. 知觉障碍　幻觉、妄想、恐惧、悲伤等。

5. 睡眠觉醒周期改变。

6. 急性起病和症状具有波动性是谵妄的重要特征。

三、治疗

30%~40%的谵妄可以预防。首选非药物治疗。

1. 非药物治疗

（1）对于思维紊乱的患者，鼓励患者进行智力刺激运动。

（2）在醒目的位置可放置日历和钟表，以便经常提醒日期及时间；提供有关定向的资料帮助患者记住时间、日期、所在地方和周围的人。

（3）减少与患者接触的人数和对患者的刺激，如电视、大声的音乐。

（4）保证所有人每次遇见患者时均介绍自己，即便数分钟前刚曾遇见过。

（5）鼓励家属或者志愿者长期陪伴患者，使患者感到安心和适应环境。

（6）屋内光线设置为适合的柔光。

（7）在做治疗及操作前，应耐心做好解释工作，尽最大可能取得患者及家属的理解；在与患者交谈时，语速应放慢，使用简单的句子；并做相应的措施避免出现患者的跌倒及坠床。

（8）对于睡眠障碍的患者，提供温牛奶、推拿、舒适的被褥。保证患者规律睡眠、避免出现昼睡夜醒。

（9）保证患者使用眼镜和助听器，改善感官感受及定向力，减少困扰，方便沟通。

（10）提供充足的营养和有效的胃肠道及二便管理策略。

（11）监控液体入量。补充水选择经口饮入含盐液体，如汤、运动饮料、蔬菜汁。

（12）去除不必要的束缚（如导尿管、静脉输液管路等）；不提倡物理约束，仅作为保护工作人员及严重躁动的患者的最后一项措施。

（13）给予患者家属支持和教育，方便其应对他们可能面对的问题。

2. 药物治疗

目前 FDA 尚未批准包括谵妄适应证的任何药物，没有关于治疗谵妄的双盲、随机对照、含安慰剂的药物试验。以下的药物治疗方案基于有证据基础的专家共识。

（1）氟哌啶醇：起始剂量 1mg tid，口服。严重谵妄 5mg，口服、肌内注射或静脉滴注（起始 0.5mg IV，随后 12h 内以 0.1mg/h 静脉滴注）。24 小时给药剂量不超过 30mg。

（2）氯丙嗪：可用于镇静，25mg q6h，iv。

（3）奥氮平：起始剂量 0.625 ~ 2.5mg。根据患者情况滴定剂量，可睡前顿服或早晚分两次给药。有口腔崩解剂型可供选择。

（4）利培酮：起始剂量 0.25 ~ 0.5mg，最大剂量 4mg/d。

（5）喹硫平：起始剂量 25 ~ 50mg，之后可每日以 25 ~ 50mg 的幅度增至有效剂量。对于存在帕金森病或抗精神病药的帕金森副作用的患者，喹硫平是首选药物。

（6）阿立哌唑：更适用于少动型谵妄。根据患者情况调整剂量为 5 ~ 15mg/d。

（7）氨磺必利：起始剂量 100mg po。

参考文献

1. Mervyn Dean. 缓和医疗症状舒缓指引. 第 6 版. 王英伟译. 中国台湾新北市：合记图书出版社，2015.

2. BergerAM. Principles and practice of palliative care and supportive oncology. Baltimore：Lippincott Williams & Wilkins，2013.

3. 王英伟. 安宁缓和医疗临床工作指引. 中国台湾台北市：台湾安宁照顾基金会，2010.

第十二节 睡眠障碍（失眠）

失眠（insomnia）是患者的主观感受，会增加晚期患者的不适，使患者更不安、乏力、绝望。40% 的肿瘤晚期患者会出现失眠。

一、评估

1. 生理因素方面

（1）环境的改变。

（2）夜尿增多。

（3）日间睡眠过多。

（4）老化。

2. 其他症状相关的原因

（1）疼痛。

（2）呼吸困难。

（3）尿失禁。

（4）腹泻。

（5）皮疹。

3. 药物引起

（1）利尿剂。

（2）皮质激素。

（3）交感神经能拟似药。

（4）咖啡因。

（5）停用安眠药后反复。

4. 心理社会灵性因素

（1）对死亡的恐惧。

（2）焦虑。

（3）抑郁。

二、治疗

1. 非药物治疗

（1）安静的环境、睡前热饮、避免饮用刺激性饮料。

（2）音乐。

（3）芳香：

①临睡前1小时扩香，睡觉时关闭扩香仪：高地薰衣草、花梨木、绿桔、柠檬薄荷、银合欢、香蜂草。

②按摩头部及肩颈：罗马洋甘菊、檀香、高地薰衣草、快乐鼠尾草、香蜂草、圣约翰草油。

（4）康复：高压静电场、超长波等全身治疗，可以改善睡眠。

（5）认知行为疗法（cognitive behavioral therapy for insomia，CBT）：改变患者对睡眠的错误观念和态度、睡眠卫生教育、教育和信息、运动疗法等。

（6）其他：正念减压疗法、联合放松技术、冥想、瑜伽、穴位按摩、针灸、足浴、太极拳、音乐疗法等。

2. 药物治疗

(1)苯二氮䓬类：短效（半衰期 < 5h）如咪达唑仑等。中效（半衰期 5～25h）如劳拉西泮、阿普唑仑、艾司唑仑等。长效（半衰期 > 25h）如硝西泮、氯硝西泮、地西泮等。

(2)非苯二氮䓬类：环吡咯酮类（如佐匹克隆）、咪唑吡啶类（如唑吡坦）。

（3）抗抑郁药：帕罗西汀、米氮平等。

药物一览表见表3-4。

表3-4 睡眠障碍治疗药物

药物	用法用量	抗焦虑	镇静安眠	肌肉放松	抗痉挛
地西泮	5～10mg qn	+++	+	+++	+++
劳拉西泮	0.5～1mg qn	+++	+	+	+

药物	用法用量	抗焦虑	镇静安眠	肌肉放松	抗痉挛
氯硝西泮	0.75～4mg qn	+	++	+	+++
咪达唑仑	7.5～15mg qn	+	+++	++	+
阿普唑仑	0.4～0.8mg	+++	++	+	+
奥沙西泮	15～30mg qn	+++	+	～	～
佐匹克隆	3.75～15mg qn				
氯丙嗪	10～50mg				
氟哌啶醇	3～5mg				
替马西泮	10～40mg qn	+	～	～	～
多塞平	3～6mg qn				
曲唑酮	50～100mg qn				
帕罗西汀	10～40mg				
米氮平	7.5～45mg				

需要注意的是：苯二氮䓬类可加重呼吸抑制。老年患者生理功能下降，肝代谢能力下降，可导致体内药物半衰期延长，易蓄积中毒。同时老年人肾功能减退，对药物的排泄能力下降，导致镇静催眠药物的作用时间延长。对苯二氮䓬类等镇静催眠药物敏感性增高，易出现精神错乱、共济失调等不良反应。

（4）中药如朱砂安神丸、复方酸枣仁安神胶囊、补心丹等，可以有效改善患者的睡眠状况。

参考文献

1. Mervyn Dean. 缓和医疗症状舒缓指引. 第6版. 王英伟译. 中国台湾新北市：合记图书出版社，2015.

2. Berger AM. Principles and practice of palliative care and supportive oncology. Baltimore：Lippincott Williams & Wilkins，2013.

3. 王英伟. 安宁缓和医疗临床工作指引. 中国台湾台北市：台湾安宁照顾基金会，2010.

第十三节 抑 郁

抑郁（depression）是一种常见的心境障碍，可由各种原因引起，以显著而持久的心境低落为主要临床特征，且心境低落与其处境不相称，病程超过二周，同时每天一半以上时间都有不适，其中以兴趣减退、精力减退、情绪低落为核心症状，严重者可出现自杀念头和行为。约 5%~10% 的终末期患者有抑郁症，另 10%~20% 出现抑郁状态。

一、评估

1. 疾病

（1）基础疾病。

（2）既往有无抑郁病史。

（3）是否伴发疼痛、乏力、呼吸困难等躯体不适。

（4）是否合并睡眠障碍。

2. 需要关注的问题

（1）文化程度。

（2）家庭收入。

（3）社会支持度。

（4）人际关系。

二、常见表现

（1）对日常生活的兴趣下降或缺乏。

（2）精力明显减退、疲乏感。

（3）失眠，或早醒，或睡眠过多。

（4）自我评价过低，或自责，或有内疚感。

（5）思维困难，或自觉思考能力显著下降。

（6）反复出现死亡的念头，或有自杀行为。

（7）食欲不振，或体重明显减轻。

（8）性欲明显减退。

三、治疗

1. 非药物治疗

（1）营造安宁环境。

（2）心理行为治疗：请心理科专科会诊。

（3）音乐治疗：由音乐治疗师引导进行。

（4）康复：康复理疗科会诊，进行有效、规律、适度的有氧运动，缓解焦虑、抑郁情绪，缓解心理压力。

（5）芳香治疗：可应用葡萄柚、黑云杉、玫瑰天竺葵、岩玫瑰、欧洲冷杉扩香。

2. 药物治疗

注意事项：抗抑郁药物起效需要一定时间，需逐渐滴定，结合病人生存期考虑用药。

（1）选择性5-羟色胺再摄取抑制剂（SSRI）：是一线用药，该类药物包括氟西汀、舍曲林、帕罗西汀、西酞普兰和艾司西酞普兰。

这些药物耐受性好，最常见副作用是恶心、头痛和食欲减退。偶可引起腹泻。治疗过程中有一过性的焦虑。

大部分副作用随着时间会消退。

初始剂量要低。当准备停用抗抑郁药物时，需逐渐减量。

（2）NaSSA（去甲肾上腺素能和5-羟色胺能的抗抑郁药）：

米氮平该药适用于存在体重减轻和失眠症状的抑郁患者。

（3）SNRI（5-羟色胺–去甲肾上腺素再摄取抑制剂）：

文拉法辛或度洛西汀治疗抑郁有效，同时缓解神经痛。

（4）三环类药物：

针对抑郁治疗同样有效，对神经痛及肌痛也有效，该类药物有抗抑郁及预防抑郁再发的作用，但停药后，患者有更高的抑郁再发风险。

阿米替林可增宽 QRS 和延长 QT 间期，故在患有房室传导阻滞的患者中禁用该类药物；还具有抗乙酰胆碱作用，可引起直立性低血压。

（5）精神兴奋剂：

哌甲酯用于提高患者的注意力、心境和能量。

其特点是起效快，口服 10mg 早晨，5mg 中午。但不建议用于治疗严重抑郁。

近期有 Meta 分析表明此类药物能轻微改善抑郁症状和肿瘤相关乏力。

（6）非典型抗精神药物：

用于缓解精神病性抑郁症中的精神症状，可减少恐惧，增强抗抑郁药物应答。常用的有奥氮平、喹硫平。（表3-5）

表3-5　抗抑郁药物

	常规用药剂量(mg)	备注
5-羟色胺再吸收抑制剂		
艾司西酞普兰	5～10，qd	最大日剂量20mg，老年患者通常不超过10mg
氟西汀	10～60，qd	5-羟色胺再吸收抑制剂当中半衰期最长
帕罗西汀	10～60，qd	老年患者日剂量不超过40mg
舍曲林	50～200，qd	
三环类		
去甲替林	10～25，tid	三环类中最不易出现直立性低血压。老年患者剂量10mg tid
其他类抗抑郁药物		
度洛西汀	20～30，bid	
文拉法辛	37.5～225，qd	
米氮平	15～45，qn	小剂量可改善睡眠及提高食欲。有口崩片
抗精神病药		
奥氮平	5～15，qd	有口崩片
喹硫平	25～200，qd	适用于帕金森患者
利培酮	1～3，qd	

参考文献

1. Mervyn Dean. 缓和医疗症状舒缓指引. 第6版. 王英伟译. 中国台湾新北市：合记图书出版社，2015.

2. Berger AM. Principles and practice of palliative care and supportive oncology. Baltimore：Lippincott Williams & Wilkins，2013.

3. 王英伟. 安宁缓和医疗临床工作指引. 中国台湾台北市：台湾安宁照顾基金会，2010.

4. 美国精神病学会（APA）.《诊断与统计手册 – 精神障碍》DSM-V.【美】张道龙等译. 北京：北京大学出版社，2014.

第十四节　焦　　虑

焦虑（anxiety）是指缺乏明显客观原因的内心不安或无根据的恐惧。预期即将面临不良处境的一种紧张情绪。25% 的终末期患者会出现焦虑，并且焦虑抑郁通常合并出现。

一、评估

1. 疾病

（1）基础疾病（新近诊断肿瘤、疾病终末期等导致的焦虑）。

（2）躯体症状（如恶心、呼吸困难、疼痛等引起的焦虑）。

（3）合并用药（如抗精神病药物引起的静坐不能）。

（4）戒断症状（戒酒、戒烟，强阿片类药物骤停等）。

2. 需要关注的问题（同抑郁）

二、常见表现

（1）持续性精神紧张：紧张、担忧、不安全感。

（2）发作性惊恐状态：运动性不安、小动作增多、坐卧不宁或激动哭泣。

（3）常伴有自主神经功能失调表现：口干、胸闷、心悸、出冷汗、双手震颤、厌食、便秘等。

三、治疗

1. 非药物治疗　同"抑郁"章节。

芳香治疗：

①房间扩香，1 天 2 次，每次 1 小时。

配方：橙花、香蜂草、柠檬马鞭草、阿拉伯茉莉；

②肩颈及胸部按摩。

配方：花梨木、依兰、香蜂草、山鸡椒、圣约翰草油。

2. 药物治疗

（1）选择药物治疗前需注意：

①处理引起焦虑状态的原因；

②查看目前治疗中有无药物导致的焦虑，合理调整药物治疗。

（2）抗抑郁药物：

①鉴于患者常出现抑郁和焦虑混合的状态，抗抑郁药物是治疗焦虑症的首选治疗药物。大部分抗抑郁药物在最小剂量即对焦虑症有效。

抗抑郁药物使用频率一天一次，完全起效需要数周，持续长期有效，不具有成瘾性；

②SSRI是抗焦虑症的一线用药，常见副作用为消化道不适、头晕、头痛及神经过敏，这些症状也是焦虑症的常见表现，所以应尽量使用最低有效剂量；

③米氮平小剂量使用即可出现刺激食欲和镇静的副作用；

④SNRI包括文拉法辛、度洛西汀，对不同程度的疼痛有效；

⑤三环类抗抑郁药物如阿米替林对焦虑症有效，并且相对便宜，同时可以作为治疗神经痛的辅助用药。

三环类药物可改善睡眠和食欲，但是其副作用大于其他抗抑郁药物。包括：抗乙酰胆碱作用，镇静，静息情况下的心动过速，便秘，直立性低血压和室性心律失常风险。

不作为焦虑的治疗首选。

（3）苯二氮䓬类：

可用于缓解急性焦虑和改善肿瘤患者的恶心症状。起效快。

但过量的苯二氮䓬类可使既往有肺部疾病患者出现呼吸抑制，也可导致或加重认知功能障碍。这些副作用限制了苯二氮䓬类的长期使用。

一些躁狂患者需要联合使用抗焦虑药物和苯二氮䓬类药物。

①劳拉西泮 1~2mg/d，分次服用；

②阿普唑仑起始剂量为 0.2mg tid，可逐渐加量，最大 4mg/d；

③氯硝西泮 0.5mg tid。

（4）抗精神药物：奥氮平、利培酮等有抗焦虑作用。

但是长期使用可增加运动障碍风险，这使得其成为慢性焦虑症的二线治疗方案。

若患者同时出现焦虑和抑郁的急性发作，且无法耐受苯二氮䓬类药物，可选用抗精神药物。

（5）抗痉挛药物

拉莫三嗪和托吡酯对 PTSD（创伤后应激障碍）有效。

目前有研究发现普瑞巴林对 GAD、社交恐惧症有效；但它并非焦虑症的一线用药。FDA 中对于普瑞巴林用于 GAD 的推荐证据等级为Ⅱb级，用于社交恐惧症的推荐证据等级为Ⅲ级。

抗焦虑药物之间可能存在相互作用，如 SSRIs 及 SNRIs 代谢均通过肝 P450 酶系统。相关药物用法用量参考"抑郁"章节。

参考文献

1. Mervyn Dean. 缓和医疗症状舒缓指引. 第 6 版. 王英伟译. 中国台湾新北市：合记图书出版社，2015.

2. Berger AM. Principles and practice of Palliative care and Supportive oncology. Baltimore：Lippincott Williams & Wilkins，2013.

3. 工英伟. 安宁缓和医疗临床工作指引. 中国台湾台北市：台湾安宁照顾基金会，2010.

4. 美国精神病学会（APA）.《诊断与统计手册 – 精神障碍》DSM-V.【美】张道龙等译. 中国北京市：北京大学出版社，2014.

第十五节　发　热

发热原因未明（fever of unknown origin，FUO）：指发热持续 3 周，体温不止一次超过 38°C，并且在医院检查 1 周后，仍不能明确诊断的。终末期病人，尤其是肿瘤病人发热常见。

一、评估

1. 疾病

（1）肿瘤：

①诊断肿瘤热需先排除其他原因引起的发热，一般都是与 FUO 相关的；

②与肿瘤或肿瘤相关的免疫反应所释放的致热源相关；

③常见的引起发热的肿瘤包括：霍奇金淋巴瘤、淋巴瘤、白血病、肾癌、黏液瘤、骨肉瘤；

④肿瘤热一般可发热出汗，但多无畏寒寒战，对乙酰氨基酚的退热效果较差，但对 NSAID 类则较为敏感；

⑤诊断肿瘤热的流程：

发热原因不明，可先试用经验性抗生素治疗（至少治疗 7 天）。

如抗生素治疗无效，可使用萘普生（naproxen）375mg po q12h，至少使用 36 小时。

肿瘤引起发热一般 24 小时内完全退热，并且在用药期间一直不发热。

如使用后仍持续发热，则可能为感染引起发热，应继续寻找可能的感染。

（2）感染：

①通过详细的询问病史和查体，必要时辅以相应的辅助检查，来寻找可能的感染部位；

②病原学的检查：血培养、体液的培养等；

③多伴有畏寒和寒战；

④经验性的抗感染治疗有效（注意如没有感染表现，仅单纯发热，不应马上使用抗生素）；

⑤出现重症感染的表现，高热、心跳加快、低血压、神志改变等；

⑥在疾病终末期病人中，需结合患者及家属意愿，决定是否应用/继续换用抗生素。

（3）其他原因：

①药物：抗生素本身，中枢神经系统药物等；静脉使用阿片类药物易有出汗，但发热少见；

②肿瘤治疗：某些化疗药，放疗引起的放射性肺炎、脑炎，生物治疗等；

③结缔组织病：应注意病史及多系统症状；

④中枢神经系统病变，转移瘤，脑出血等引起的中枢性发热；

⑤内分泌因素，肾上腺皮质功能不全、甲亢等。

二、治疗

1. 处理引起发热的原因。

2. 控制症状

（1）使用解热镇痛药物控制发热。

（2）物理降温，需注意"擦拭"可能会引起患者不适，一般在炎热、潮湿的环境下可以考虑使用。应注意用"温水擦拭"——冷水可能会诱发寒战、增加不适、反而使体温升高。有研究显示过于积极的物理降温，可能会增加死亡率。

（3）发热多伴有出汗，需注意有无脱水，有无电解质问题，如出汗较多，应注意有无皮肤（尤其是皮肤皱褶处）有无浸渍、淹红。

（4）发热不明显而出汗较多的，可控制环境温度，增加通风，穿宽松、棉质、透气的衣物。

参考文献

1. Mervyn Dean. 缓和医疗症状舒缓指引 . 第 6 版 . 王英伟译 . 中国台湾新北市：合记图书出版社，2015.

2. Berger AM. Principles and practice ofpalliative care and supportive oncology. Baltimore：Lippincott Williams & Wilkins，2013.

3. 王英伟 . 安宁缓和医疗临床工作指引 . 台湾安宁照顾基金会，2000.

4. Andrew Dickman. Drugs in palliative care. Liverpool：Oxford University Press，2012.

第十六节　淋巴水肿

淋巴水肿（lymphoedema）是指淋巴循环受阻，导致组织间隙中过多液体的积存。约30%的乳腺癌患者出现淋巴水肿，女性发生率高于男性。

一、评估

1. 疾病

（1）乳腺癌患者接受淋巴摘除手术（尤其是合并放射治疗）。

（2）腹股沟淋巴结摘除或盆腔肿瘤压迫所致。

2. 需要注意的问题

（1）有无其他因素导致的水肿，如静脉血栓、蜂窝织炎、贫血、心力衰竭、腹水等。

（2）药物性因素（类固醇、钙离子通道阻滞剂等）。

二、干预

1. 非药物治疗

（1）抬高肢体、运动：有助于淋巴回流，促进淋巴系统侧支循环的建立。

（2）按摩：可配合抬高肢体同时进行，由远心端至近心端（中、重度先近心端，再远心端），环状平压手法，重复 5~7 次，施压时间 > 放松时间，避免人为损伤，按摩躯干和一侧肢体至少需 20 分钟。

（3）理疗：急慢性、炎性局灶性水肿，采用高频电治疗（短波、脉冲短波等）、磁疗、紫外线、超声波以及电蜡疗等多种治疗，均有较好疗效。

水肿范围波及整个肢体，如乳癌根治术后的上肢水肿或神经系统病变引发的偏侧肢体肿胀。可以采用气压式血液循环治疗，改善组织间水肿，促进淋巴循环。对于体外固定引发的肢体或局部水肿，可以局部予以肌肉神经电刺激，改善肌肉容积、提高肌肉张力，发挥肌肉反复收缩的"泵"作用，以改善运动受限引起的局部组织液潴留。

（4）加压治疗：弹力袜或弹力衣、弹力绷带等，加压装置如经皮电神经刺激器等。

（5）皮肤护理：保持淋巴水肿肢体的清洁，涂水性护肤乳、避免蚊虫叮咬、避免皮肤破溃，避免在淋巴水肿的肢体上量血压、抽血、打针或给予静脉及皮下的输液。

（6）芳香治疗：丝柏 + 大西洋雪松 + 熏陆香 + 圣约翰

草油混合后向心方向涂抹，可缓解水肿。

（7）沟通：询问患者对于淋巴水肿是否需要处理，告之患者及家属淋巴水肿可能的原因、治疗的方法及可能的获益及治疗的局限性。

2. 药物治疗——效果有限

（1）利尿剂：呋塞米 20～40mg/d，每日 1 次；或螺内酯 40～120mg/d，分 2～4 次服用。

（2）激素：地塞米松 8mg/d。

参考文献

1. Mervyn Dean. 缓和医疗症状舒缓指引. 第 6 版. 王英伟译. 中国台湾新北市：合记图书出版社，2015.

2. Berger AM. Principles and practice ofpalliative care and supportive oncology. Baltimore：Lippincott Williams & Wilkins，2013.

3. 王英伟. 安宁缓和医疗临床工作指引. 台湾安宁照顾基金会，2000.

4. Andrew Dickman. Drugs in palliative care. Liverpool：Oxford University Press，2012.

第十七节　皮肤问题

终末期老年患者皮肤极其脆弱，易发生瘙痒、压疮、下肢溃疡等多种问题，应予以准确评估、积极预防与治疗。

一、皮肤瘙痒症

皮肤瘙痒症是老年患者及终末期患者常见皮肤病，常仅有瘙痒症状而无原发性皮肤损害为其临床表现。老年性皮肤瘙痒症分局限性和全身性两种。局限性皮肤瘙痒发生于身体的某一部位，以肛门、阴囊、会阴、头部等多见。全身性皮肤瘙痒最初局限于一处，逐渐发展至身体大部或全身。终末期患者主要由于疾病原因造成，如胆汁淤积、尿毒症等。

1. 评估

（1）原发疾病：如糖尿病、肝病、肾病等。

（2）需要关注的问题：外界刺激，如寒冷、温热、化纤织物等。

2. 预防与治疗

（1）患者洗澡不宜过勤，时间不宜过长，以15～20分钟最好，水温不宜过高，以35～40℃为宜，不宜用碱性肥皂；秋冬季节或沐浴后可擦护肤品，保持皮肤湿润；穿宽松柔软的棉织品内衣，避免贴身穿羽绒、尼龙、毛织类衣物；保持心情平稳。

（2）饮食宜清淡，注意均衡营养，多食富含维生素C的蔬菜和水果，保持排便通畅，切忌辛辣、海鲜、酒类、浓茶、咖啡等食物。

（3）适当运动，促进皮肤的新陈代谢及对营养的吸收。

（4）阴部瘙痒患者应保持局部清洁卫生，切忌搔抓不洁；不滥用强刺激性外用药。

（5）治疗常用药　抗组胺药（特非那定、氯雷他定）、钙剂及激素（含地塞米松类）等，局部用药应专科处方。

二、压疮

压疮是指发生在皮肤、皮下组织的局限性损伤，通常发生在骨隆突部位或与医疗器械接触的部位，可表现为完整的皮肤或开放性溃疡，可能伴有疼痛感。美国老年患者压疮的发生率约为10%～25%，其病死率较无压疮老年人增加4～6倍。

1. 评估

（1）疾病：如腹水、水肿、糖尿病等。

（2）需要关注的问题：营养不良，活动受限，皮肤潮湿。

2. 分期

（1）1期压疮：皮肤完整。

（2）2期压疮：表皮和部分真皮缺损。

（3）3期压疮：全层皮肤组织缺损，可能存在坏死组织或腐肉、窦道。

（4）4期压疮：全层皮肤组织缺损，伴骨骼、肌腱或肌肉外露，常伴有潜行或窦道。可能引发骨髓炎。

（5）不可分期压疮：全层皮肤和组织缺失，伤口床被腐肉和焦痂覆盖；只有彻底清创后才能测量伤口真正的深度，确定分期。

（6）深部组织损伤期：局部皮肤完整，有指压不变白的深红色、紫色、栗色等颜色改变，或出现表皮分离暴露出深色伤口创面或形成充血水疱。

3. 预防与护理

（1）变换体位是有效预防压疮的关键，每 2～4 小时翻身 1 次，翻身时避免拖拽，将患者侧倾 30° 并用枕头支撑更有益。

（2）长期卧床患者使用气垫床，软枕置于小腿下悬空脚跟。

（3）抬高床头勿超过 30°。

（4）皮肤护理：保持皮肤清洁、干燥；及时清理排泄物、引流液、汗液等；保持床单位及患者衣物清洁、平整。

（5）营养调整：增加蛋白质和维生素摄入。

4. 治疗

（1）全身治疗：加强营养、控制感染。

（2）疮面处理：①1 期压疮及时缓解受压部位压力，勤翻身、垫软枕；②2 期以上压疮需咨询专业人士，针对伤口情况选择适当敷料，并对伤口部位进行减压治疗。

三、下肢溃疡

慢性下肢溃疡是由一系列创伤和疾病所致，发生于下肢体表的长期未愈合的创面。主要包括静脉性溃疡、动脉性溃疡、糖尿病足性溃疡。好发于小腿下 1/3 胫前或内侧及内踝上方。

1. 评估

（1）有外伤及感染病史，有血管淋巴疾病、神经营养障碍性疾病等。

（2）局部皮肤破溃、糜烂，可有脓性分泌物。伴有肿胀、疼痛。

（3）部分病人可有发热，及全身中毒症状。

2. 分期

（1）第Ⅰ期：局部缺血期。

（2）第Ⅱ期：营养障碍期。

（3）第Ⅲ期：坏疽期。

3. 预防

（1）忌冷热水交替洗脚。

（2）忌双下肢久立或负重，预防下肢静脉曲张及慢性溃疡。

（3）避免长时间下肢不动，可根据患者具体情况采取适当方式活动肢体及关节。

4. 治疗

（1）局部治疗：

①清创治疗：局部创面有继发感染，生存预期长的患者可选择清创治疗，可先用生理盐水清洗创面，必要时可用无齿镊夹取或刮除，清理脓性分泌物及坏死组织，露出新鲜的肉芽粒，利于上皮生长及爬行；

②根据溃疡类型、大小、伤口深度、渗液量，选用合适敷料覆盖；

③必要时使用紫外线、超短波、红外线以促进伤口愈合。

（2）药物治疗：

遵医嘱口服维生素 B_6、他汀类药物。有感染征象时及时使用抗生素类药物。

参考文献

1. Panel E. Prevention and Treatment of Pressure Ulcers：Clinical Practice Guideline［EB/OL］. Ntional Pressure Ulcer Advisory Panei，2016.

2. 刘晓红. 老年医学速查手册. 北京：人民卫生出版社，2014.

3. 杨宗城. 中华烧伤医学. 北京：人民卫生出版社，2008.

4. 王正国. 创伤学：基础与临床. 武汉：湖北科学技术出版社，2007.

5. 王英伟. 安宁缓和医疗临床指引. 台湾安宁照顾基金会，2010.

第十八节　营养问题

终末期的患者几乎都存在营养不良，是否给予营养支持、给予何种营养支持十分重要。

一、筛查和评估

1. 筛查工具　常用的筛查工具有 NRS2002 、MNA-SF 等。

2. 营养评定可以使用的指标

（1）病史：疾病史、饮食史、药物史。

（2）其他伴随症状：体重（BMI）、食欲、胃肠道症状。

（3）实验室检查：血红蛋白、清蛋白、前白蛋白、电解质、肌酐。

（4）功能评定：肌肉（BIA）、运动能力、ADL/IADL。

终末期患者（生存期以周计）没有使用筛查工具的必要，也不建议进行频繁的营养评定。

二、缓和医疗中给予营养支持的决策

1. 伦理考虑　依据尊重自主（autonomy）、行善（beneficence）、不伤害（nonmaleficence）、公平（justice）等原则。

2. 恶性肿瘤及慢性病终末期患者

（1）有恶病质或食欲减退者，可予以孕激素改善食欲。

（2）不强迫进食。

（3）如果患者同意，可以提供肠内营养，营养制剂可采用标准配方。

（4）在近生命终点时，大部分病人仅需极少量食物及水来减少饥饿感。

（5）很少量水可能有助于减少由于脱水引起的谵妄。

（6）若使用肠外营养时，需充分向患者及家属告知：营养支持治疗的目标、方法及风险。

（7）不建议常规给予肠外营养支持。

三、营养支持方法（图 3-5）

1. 膳食　首先考虑通过改善日常的食物来满足患者的营养需求。

（1）食物应色香味美、温度适宜。

（2）食物细软，切小切碎，以利消化吸收。

（3）增加餐次，常换花样，采用三餐两点制或三点制，餐前和餐时少喝汤水。

2. 口服营养补充（ONS）　如果膳食无法获得每日需要量的80%，则考虑采用经口的肠内营养补充剂。

3. 管饲肠内营养　膳食及ONS均无法满足每天需要量的则可以管饲。

4. 肠外营养　无法实施肠内营养，在获得患者家属同意的情况下可予以肠外营养。

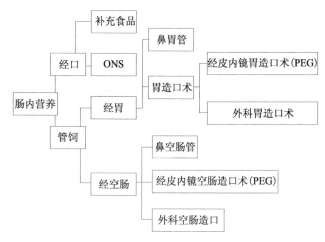

图3-5　对终末期患者的营养支持

四、营养支持输注方法

1. 肠内营养

（1）间隙推注法（bolus）：推注的速度不能快于30ml/min。此种方法多用于能够活动或不想连续使用喂养泵的患者

（2）间隙滴注法（intermittent）：24小时循环滴注，但有间隙休息期。如，输注3小时，然后休息2小时

（3）整夜输注法（overnight）：患者整夜输注，白天不输。此法作为补充口服摄入不足是很有用的。但应注意避免给予过多的液体量。

（4）连续输注法（continuous）：不间断输注肠内营养，

最长可达 20 小时。最好能用肠内营养输注泵连续输注。

2. 肠外营养：应当使用深静脉滴注肠外营养液。

五、营养支持并发症处理

1. 胃肠道并发症　最常见为恶心、呕吐、腹胀、腹泻、肠道痉挛。

（1）恶心：减慢滴注速度，降低营养液渗透压，关注有无心理因素。

（2）腹泻：减少脂肪量，降低营养液渗透压，改善胃肠道障碍。

2. 代谢性并发症　表现为水分过多或脱水、电解质异常和微量元素失衡以及维生素缺乏，均进行相应检测后可纠正。

3. 机械性并发症　黏膜损伤、出血和穿孔，感染、溃疡形成，声带水肿，吸入性肺炎，食管瘘形成以及胃造瘘口、空肠造瘘口的局部感染或坏死等，均应注意预防和及时治疗。

4. 感染性并发症　①肠内营养：主要是吸入性肺炎，防止胃内容物潴留及反流。②肠外营养：主要是导管相关的感染，一旦发生要拔管。

5. 再喂养综合征　是指在长期饥饿后提供再喂养（包括经口摄食、肠内或肠外营养）所引起的、与代谢异常相关的一组表现，包括严重水电解质失衡、葡萄糖耐受性下降和维生素缺乏等。可表现为心律失常、谵妄、幻觉、腹泻、便秘、低血压、休克、呼吸困难、呼吸衰竭等。预防措施：营养液应当先少后多、先慢后快、逐步过渡。及时纠正机体水电解质紊乱和补充维生素 B1，一周后再逐渐达到目标量。

参考文献

1. Mervyn Dean. 缓和医疗症状舒缓指引. 第 6 版. 王英伟译. 中国台湾新北市：合记图书出版社，2015.

2. Berger AM. Principles and Practice of Palliative Care and Supportive Oncology. Baltimore：Lippincott Williams & Wilkins，2013.

3. 王英伟. 安宁缓和医疗临床工作指引. 台湾安宁照顾基金会，2000.

第十九节 临终患者的口腔问题及处理

一、概述

1. 生命期有限患者口腔疾病特点

（1）急性死亡患者（急性心梗、脑卒中、外伤等原因死亡）：死亡进程迅速，口腔治疗需求少。

（2）恶性肿瘤患者：常见口腔问题包括口干、真菌感染、放疗/化疗性口腔黏膜炎等，多为放疗或化疗副作用所致。

（3）进行性功能丧失患者（终末期器官衰竭、老年痴呆、帕金森病等疾病患者）：口腔问题多而复杂。常见问题包括口干、牙源性感染、真菌感染等，多由生命终末期慢性、进行性的功能丧失所致。

2. 口腔问题的治疗原则

（1）治疗计划应根据患者的口腔疾病、全身状况、功能状况以及对治疗的耐受能力综合考虑。

（2）口腔疾病与全身健康相互影响，治疗应采用多学科协作以确保治疗安全及疗效。

（3）口腔治疗应区别于常规病人，避免复杂的侵入性治疗并尽可能考虑在床旁进行。

（4）日常的口腔护理可有效降低患者罹患口腔疾病及相关的全身并发症。

二、生命期有限患者常见的口腔问题及评估

1. 口干

（1）发病率：30%～90%。

（2）常见原因：

①药物副作用：超过400种药物存在口干副作用，在老年人最常用的药物中有80%均可导致口干（如抗胆碱能药物、抗抑郁或精神病药物、利尿剂、抗惊厥药物、镇痛剂、抗组胺药物等）；

②化疗

③头颈部放疗

④脱水

⑤焦虑

（3）评估：

①目前所使用的药物中是否存在口干副作用？

②近期是否有放疗或化疗？

③摄水量是否足够？是否有其他的脱水症状？

④口腔卫生状况如何？

⑤是否存在念珠菌感染、龋齿等口腔问题？是否需要口腔科会诊？

（4）治疗：

①非药物手段（表3-6）；②常用药物或口腔保健品（表3-7）。

表3-6　口干非药物治疗手段

类别	方法/手段
去除诱发因素	•减量或替换可致口干的药物
	•纠正脱水
	•控制导致口干的原发疾病
保持口腔湿润	•口腔喷雾
	•含水海绵棒
	•冰块，冰冻果汁，冰棒
刺激唾液分泌	•酸性水果：菠萝、青柠檬等
	•维生素C含片
	•无糖/木糖醇口香糖
保持环境湿度	•加湿器
	•氧气湿化
其他	•避免吸烟、酒精和咖啡因

表 3-7　治疗口干的常用药物或口腔保健品

类别	药物/产品	用法
人造唾液/口腔润滑剂	• 口腔保湿喷雾	
	• 口腔润滑凝胶	
	• 口干患者专用漱口水	必要时
	• 木糖醇含片	
	• 口腔保湿剂	
	• (国外 Bioxtra ®、GC、XyliMelts ®、MouthKote 等制剂)	
拟副交感神经药	• 毛果芸香碱	• 5mg，口服，qd
	• 2% 毛果芸香碱口服制剂（国外报道可应用）	• 4 滴，用水稀释后漱口
	• Cevimeline（西维美林）	• 30mg，口服，tid

2. 口腔念珠菌感染

（1）发病率：8%～94%。

（2）常见原因：

①长期使用免疫抑制剂（如糖皮质激素）；

②长期使用广谱抗菌药物；

③口干；

④口腔卫生不良或义齿卫生不良。

（3）评估：

①口腔卫生状况如何？

②是否佩戴义齿？义齿的清洁状况如何？

③是否存在口干？

④近期是否使用大剂量激素或广谱抗生素？

⑤喉部及消化道是否有弥漫性感染？

（4）治疗：

①非药物治疗：

a. 重建并保持良好的口腔卫生

b. 治疗口干

c. 保持良好的义齿卫生

每日用肥皂或小苏打清洁义齿，并将义齿泡入

- 0.12% 洗必泰
- 苏打水（1 茶勺食用小苏打 + 1 杯温开水）
- 100 000 U 制霉菌素含漱液

②常用药物及用法（表3-8）。

表3-8　口腔念珠菌感染常用口腔局部治疗

药物	用法
制霉素含片	推荐用药 200 000 ~ 400 000U，每天 4 ~ 5 次，疗程 14 天；待口周症状消失 48h 后再停药
制霉菌素混悬液	推荐用药 400 000 ~ 600 000 U qd，尽可能在口腔内多含会再咽下，待口周症状消失 48h 后再停药；HIV 患者的推荐疗程为 7 ~ 14 天
制霉菌素冰片	200 000 ~ 500 000 U 制霉菌素含漱液 + 无糖果汁冰冻后含化
克霉唑含片	10 mg，5 次每日 ×14 天
1% 克霉唑阴道软膏剂	涂布于假牙表面，每天 3 ~ 4 次，疗程 7 天
硝酸口含片	50mg，置于中切牙上齿龈与面颊之间向颊部，每天早上一次，连续用 14 天
伊曲康唑口服溶液	200mg，qd，漱口几秒钟后咽下，疗程 1 ~ 2 周
两性霉素 B	配成 0.1mg/ml 溶液，15ml，qid，漱口后吐出

修改自 Wiseman M. The treatment of oral problems in the palliative patient［J］. J Can Dent Assoc，2006 72（5）：453 – 8.

资料来源：1. 2016 Truven Health Analytics Inc. MICROMEDEX（R）Healthcare Series Vol. 169 expires 9/2016；2. 王英伟：安宁缓和医疗（临床工作指引）

3. 单纯疱疹性口炎

（1）发病率：11%~65%。

（2）常见原因：多为单纯疱疹病毒Ⅰ型感染。

（3）临床表现：

①常见于附着龈（靠近牙根部的牙龈组织）、硬腭和唇部；

②口腔黏膜出现多个成簇小疱，疱破后形成溃疡，可引发剧烈疼痛，并影响口腔功能；

③患者可伴有发热、不适、进食减少等症状。

（4）不良预后：

①自限性疾病，多数可在7~14天内愈合；

②恶性肿瘤、免疫抑制患者可引发气管支气管炎、肺炎等全身并发症；

③应注意与阿弗他溃疡的鉴别诊断：与阿弗他溃疡不同，典型的单纯疱疹性口炎早期可有小水疱，溃疡呈簇状，好发于附着龈和硬腭。

（5）治疗：

①保持口腔清洁，

a. 刷牙或用棉签或海绵棒清洁口腔，每日至少1次。

b. 温盐水或0.12%洗必泰漱口，每日2~3次；

②营养支持；

③抗病毒药物：

a. 局部用药（应戴指套或一次性手套，避免其他部位感染），5%阿昔洛韦软膏每3小时1次，取适量涂抹于患区，每日6次，疗程7天。1%喷昔洛韦乳膏，取适量涂抹于患区，q2h，疗程4天；

b. 全身用药（表3-9）

表3-9　口腔病毒感染的常用药物及用法

初次发作病人	复发病人	频繁发作,需每日用药病人
• 阿昔洛韦400mg po tid 5天	• 阿昔洛韦200mg po 一天5次 5天	• 阿昔洛韦200mg po tid, 6个月；必要时200mg po 一日5次, 6~12个月
• 泛昔洛韦250mg po tid 7天	• 泛昔洛韦1500mg po once	• 泛昔洛韦250mg po bid

初次发作病人	复发病人	频繁发作,需每日用药病人
• 伐昔洛韦 0.5g po bid 10 天 • 伐昔洛韦 2g po bid 1 天	• 伐昔洛韦 500mg po bid 5 天	• 伐昔洛韦 250mg po bid

修改自 Little, James W., et al. Dental management of the medically compromised patient. Elsevier HealthSciences, 2012.

4. 放疗/化疗性口腔黏膜炎

(1) 发病率:

①头颈部肿瘤患者在接受放疗时 80% 会出现口腔黏膜炎(无论是否接受化疗);

②只接受化疗的患者,只有 20% 出现黏膜炎。

(2) 评估(表3-10)

表3-10　WHO 口腔黏膜炎分级

级别	临床表现
0 级	黏膜正常
I级	黏膜充血发红,并伴有疼痛不适
II级	黏膜溃疡,可进食固体食物
III级	黏膜溃疡,饮食受限,只能进食流质
IV级	黏膜溃疡,完全无法进食

资料来源: Peterson DE, Bensadoun R-J, Roila F; ESMO Guidelines Working Group. Management of oral and gastrointestinal mucositis: ESMO Clinical Practice Guidelines. Ann Oncol. 2011; 22 (suppl 6): vi78-vi84.

(3) 治疗:

①非药物手段

a. 定期口腔检查。

b. 保持口腔清洁(表3-11)。

c. 去除局部刺激因素:

- 去除尖锐的牙尖或残根
- 放疗/化疗期间应禁止佩戴义齿

d. 营养支持：

- 避免脆的、尖锐的、坚硬的以及其他易损伤口腔黏膜的食物
- 富含蛋白质的软食、半流质或流质饮食
- 口服多种维生素

e. 其他：

- 避免吸烟、饮酒和辛辣刺激食物
- 避免使用含有酒精、麝香草酚、丁香油酚或苯酚的漱口水；

②药物治疗

a. 局部用药（表3-12）。

b. 全身用药：

- 严重疼痛患者可给予缓释吗啡，羟考酮等阿片类镇痛药。
- 合并细菌感染时应给予抗生素。先期可以给予氨苄青霉素等广谱抗生素，并根据药敏试验调整用药。
- 合并病毒感染时可以给予阿昔洛韦或泛昔洛韦等抗病毒药物

表3-11　放疗/化疗性黏膜炎的口腔护理

黏膜完整无溃疡	溃疡形成 *	溃疡出血
• 软毛刷牙刷刷牙，每日至少一次	• 软毛刷牙刷或一次性海绵棒刷牙，每日至少一次	• 如能耐受可使用一次性海绵棒清洁口腔
• 牙刷应每周更换	• 牙刷应每周更换	• 口腔清洁不应刺激口腔黏膜，加剧溃疡或出血
• 盐＋苏打水（1/2茶勺盐，1/2茶勺小苏打加入一升凉开水）漱口，tid/qd	• 0.5%双氧水（1:4，3%双氧水＋水）漱口，bid/tid	• 盐＋苏打水（1/2茶勺盐，1/2茶勺小苏打加入一升凉开水）漱口，tid/qd
	• 盐＋苏打水（1/2茶勺盐，1/2茶勺小苏打加入一升凉开水）漱口，tid/qd	

黏膜完整无溃疡	溃疡形成*	溃疡出血
	• 局部用药可在口腔清洁完成后使用	• 局部用药可在口腔清洁完成后使用

*使用双氧水漱口后，必须用盐水和/或苏打水以去除残留的双氧水和组织碎片或食物残渣；盐水和/或苏打水也可以单独使用。资料来源：Chambers MS, Toth BB, Martin JW et al. Oral and dental management of the cancer patient: prevention and treatment of complications. Support Care Cancer. 1995, 3 (3): 168 – 75.

表 3-12 治疗放疗/化疗性口腔黏膜炎的口腔局部用药

分类	药物及使用方法
表面麻醉剂	2% 利多卡因胶浆（viscous xylocaine 2%），漱口 30s，再吐出 10% 利多卡因气雾剂，PRN 0.5%~1% 达克罗宁液，PRN
黏膜保护剂	硫糖铝口服混悬液，10 ml 含 2min 后吞下，qd
漱口水	0.02% 氯己定漱口液，15ml，漱口 2 分钟，qd
非甾体类抗炎药	0.15% 苄达明含漱液，15 ml，漱口，tid/qd
三环类抗抑郁药	多塞平，10mg/mlx2.5ml + 2.5ml 蒸馏水，漱口 1 分钟，q4h，PRN
阿片类镇痛药	吗啡 30mg/15ml2min 含，PRN
复方制剂	2% 利多卡因、Mylanta 口服液、苯海拉明酊剂（浓度：12.5 mg 每 5 ml）、制霉菌素 100,000U 含漱液、泼尼松龙（浓度：15 mg 每 5 ml）及蒸馏水各 80ml 制成混悬液含漱，qd
口腔润滑剂	口腔润滑凝胶，PRN
维生素 E	直接用于伤口上

5. 牙源性疼痛和感染
（1）多见于在生命终末期慢性、进行性的功能丧失的

患者。

（2）临床表现：

①自发性、持续性牙痛；

②患牙通常可见龋洞或充填物；

③可伴有局部肿胀、发热，不适等全身症状。

（3）评估：

①老年人和免疫功能抑制的患者的局部和全身症状通常较轻，因此不能根据症状的轻重来判断疾病的严重程度；

②认知功能障碍患者通常无法表述疼痛。可通过进食减少或拒绝进食，拒绝口腔护理，咬唇/咬颊，易激惹，躁狂等行为变化来判断患者是否存在牙源性感染或疼痛；

③剧烈疼痛和感染可诱发心律失常、心衰、谵妄等严重并发症。

（4）处理：

①请口腔科医生会诊，处理原发病灶；

②保持口腔清洁：

a. 刷牙，或用棉签或海绵棒清洁口腔，每日至少 1 次。

b. 0.12% 洗必泰漱口，每日 2～3 次。

c. 1% 碘伏漱口，每日 2～4 次。

③控制感染：

a. 早期感染（≤3 天）用阿莫西林、头孢氨苄、克林霉素。

b. 晚期感染（＞3 天）用阿莫西林克拉维酸、阿莫西林＋甲硝唑。

c. 牙周感染：甲硝唑/替硝唑、阿莫西林＋甲硝唑；

④缓解疼痛：参见"疼痛控制"章节。

6. 味觉障碍

（1）发病率：20%～68%。

（2）处理：

①去除或控制诱发因素

a. 放疗或化疗所致的味觉障碍通常在治疗结束后可逐渐恢复。

b. 控制可导致味觉障碍的系统性疾病（如鼻炎、鼻窦炎、糖尿病、甲状腺功能低下等）；

C. 如有可能，替换可导致味觉障碍的药物；

②口服锌补充剂；

③保持口腔清洁；

④治疗和控制口干；

⑤增加食物的颜色，使用不同香料以提高食欲。

（陈　曦）

参考文献

1. Chen，X and Kistler CE. Oral health care for elder adults with serious illness：when and how? J Am Geriatr Soc，2015；63（2）：375 - 378.

2. Hanks G，Cherny N. I.，Christakis，N A. et al. Oxford textbook of palliative medicine. Oxford university press. 2011.

3. Chambers MS，Toth BB，Martin JW et. al. Oral and dental management of the cancer patient：prevention and treatment of complications. Support Care Cancer，1995，3（3）：168 - 75.

4. Little JW，Falace DA，Miller CS，et al. Dental management of the medically compromised patient. Elsevier Health Sciences，2012.

5. Wiseman M. The treatment of oral problems in the palliative patient. J Can Dent Assoc，2006；72（5）：453 - 8.

6. Peterson DE，Bensadoun RJ，Roila F；ESMO Guidelines Working Group. Management of oral and gastrointestinal mucositis：ESMO Clinical Practice Guidelines. Ann Oncol. 2011；22（Suppl 6）：vi78-vi84.

附：口腔问题的其他治疗

一、芳香治疗用于口腔问题

1. 一般性口腔护理

（1）口腔护理配方1：胡椒薄荷1滴＋土耳其香桃木1滴＋暹罗安息香1滴＋乳化剂＋250ml蒸馏水，漱口或用纱布擦拭。

（2）口腔护理配方2：金缕梅纯露5ml＋岩玫瑰纯露5ml＋永久花纯露5ml＋罗马洋甘菊5ml＋20ml蒸馏水，漱口或用纱布擦拭。

2. 口腔溃疡、口腔感染

（1）将月桂精油、胡萝卜籽精油、茶树精油混合后用小麦胚芽油稀释，涂抹于口腔伤口处，效果显著。

（2）使用金缕梅纯露＋香蜂草纯露＋永久花纯露＋薰衣草纯露＋香桃木纯露混合后漱口及冲洗伤。

一般性口腔护理可以有陪伴者操作，口腔溃疡及感染的芳疗处理建议先请芳疗师协助。

二、中医药用于口腔问题

1. 口腔溃疡：

消溃方，漱口及外敷相配合；

外敷涌泉穴：胡黄连30g　生大黄10g　吴茱萸30g　细辛30g；

煎汤漱口：生大黄、薄荷各30g，银花50g，冰片10g，硼砂20g。

2. 口干

主治：口干咽燥，干咳少痰，舌燥乏津，双目干涩，大便干结；

汤剂：沙参麦冬汤、益胃汤；

中成药：杞菊地黄浓缩丸，每次8丸，每日3次，口服

3. 口腔真菌或者病毒感染

苦参汤：苦参30g，蛇床子、金银花、菊花、黄柏、石菖蒲、白芷、地肤子各15g，漱口。

三、口腔问题的护理

1. 评估：

全身评估略。口腔黏膜情况的评估包括：口腔黏膜有

无溃疡、破损、感染，总结记录现存的口腔问题，以便制定护理计划。

2. 正确执行医嘱

遵医嘱针对原发病及现存的口腔问题予患者药物治疗，包括特殊漱口液的使用。

3. 护理要点

（1）进食指导：

①能经口进食的患者，宜进食质软、易消化的食物，避免进食坚硬的食物，鱼肉去刺后食用，防止损伤口腔黏膜；

②不能经口进食的患者应遵医嘱予肠内营养或静脉输液营养治疗。

口腔护理

（2）定时观察、评估患者口腔黏膜情况：

①协助能自行漱口的患者饭后漱口；定时予不能漱口的患者行口腔护理，保持患者口腔清洁；

②行口腔护理时动作要轻柔，避免损伤黏膜；

③预防口腔护理并发症：如窒息、误吸等。

第二十节　急　　症

一、高钙血症

高钙血症（hypercalcaemia）是指血清离子钙浓度异常升高。10%～20%的肿瘤患者发生高钙血症。高钙血症可有多系统损害，表现为乏力、便秘、精神异常、血压升高、心律失常、麻痹性肠梗阻等。

1. 评估

（1）疾病

常见于肿瘤：乳腺癌（＞20%）、肺癌（25%）、肾癌、前列腺癌、多发性骨髓瘤（40%～50%）、甲状腺癌等。

（2）需要关注的问题

是否同时应用钙、维生素 D、维生素 A、双膦酸盐等。

（3）实验室检查

游离钙浓度约等于血清钙浓度的一半，且与血清白蛋白浓度有关，血清白蛋白＜4.0g/dl 时，每下降 1g/dl，相对血清钙增加 0.8mg/dl。

计算方法：实际钙浓度 = 测量之钙浓度 + A × （基础白蛋白（4.0g/dl） – 测量白蛋白（g/dl））。单位 mg/dl，A = 0.8；mmol/l，A = 0.2；或实际钙浓度 =（40 – 实测白蛋白）×0.025 + 血清钙。

2. 治疗

对患者的情况做出整体评估，尊重患者的自主权，积极与患者及家属沟通，并不是所有患者都必须处理。根据不同的治疗目标可考虑选择如下的治疗。若患者在进入濒死状态下，未针对高钙血症做进一步处理可被接受。

（1）停用钙片、维生素 A、维生素 D。

（2）补充生理盐水 3 ~ 4L/d。

（3）双膦酸盐类：如唑来膦酸4mg 每 4 周重复 1 次。

（4）糖皮质激素：泼尼松，初始剂量 5 ~ 60mg/d，口服。甲泼尼龙，初始剂量 10 ~ 40mg，肌内注射。可应用 1 周（对淋巴瘤、白血病、肺癌等有效）。

（5）降钙素 鲑降钙素，5 ~ 10IU/kg，一次或分两次皮下或肌内注射。依降钙素，20 U，每周一次。

（6）抗肿瘤治疗。

二、出血

1. 评估

（1）肿瘤破溃出血（如消化道肿瘤、妇科肿瘤、头颈部肿瘤、胸部肿瘤等）。

（2）消化性溃疡、胃底 – 食管静脉曲张破裂、炎症性肠病等消化道疾病。

（3）支气管扩张、肺结核等呼吸道疾病。

（4）肾炎。

（5）子宫肌瘤。

（6）外伤。

（7）弥散性血管内凝血（DIC）等。

（8）高危患者：肿瘤发生在大血管周围，如头颈部肿瘤、特别是化疗或放疗后；盆腔肿瘤合并阴道直肠瘘患者。

2. 治疗

对患者的情况做出整体评估，尊重患者的自主权，与患者及家属充分沟通，对高危患者先做准备，请患者及家属了解可能发生的情况及处理。可选择以下治疗。

（1）非药物治疗：

①使用深色治疗巾遮盖出血，减轻患者及家属恐惧感；

②填塞止血：用于鼻出血、阴道出血；

③导尿及膀胱持续冲洗：用于血尿；

④补液及输血：在出血情况尚未稳定时，给予大量输液或输血，有时会引发出血；

⑤介入及手术治疗。

需要注意的是：许多患者大出血时神志是清楚的。镇定自若的医疗团队及家属能缓解患者不安的情绪，有利于症状的控制。

（2）药物治疗：

①减少疼痛 吗啡 10mg，皮下注射；

②降低患者清醒度 咪达唑仑 10mg，静脉或肌内注射；

③止血药，氨甲环酸口服 1~2g，分 2~4 次；每日为 1~2g 分 1~2 次静脉注射或静脉点滴。云南白药胶囊：一次 1~2 粒，一日 4 次，温开水送服；

④抑酸药，用于上消化道出血；

⑤生长抑素、奥曲肽，用于消化道出血。奥曲肽：静推 50μg，在随后的 2~5 天以 50μg/h 持续静滴；注射用生长抑素：首先缓慢静脉注射 250μg，而后立即以 250μg/h 静滴；

⑥垂体后叶素，用于难治咯血，注意监测血压。一次 6~12IU，肌内、皮下注射或稀释后静脉滴注；

⑦抗凝，用于 DIC 早期。

三、临终躁动

1. 评估

临终患者常常出现严重躁动（agitation），为多种原因所致，且不易全部解决，有些原因是不可逆的。对于临终患者来说，主要的治疗目标是有效减少不适感，并尽可能找到引起躁动的原因。尽量陪伴患者，以及提供诸如按摩等放松的治疗方法。许多患者是没有决策能力的、临床团队应和患者或/及家属达成治疗计划的共识。

2. 治疗

确保环境安全，不要让患者无人陪伴。

氟哌啶醇是谵妄（活跃型）的首选，但对于路易体痴呆患者和帕金森病患者应避免使用，可考虑应用短效的苯二氮䓬类药物，苯二氮䓬类药物有可能加重谵妄患者的意识错乱和镇静状态，故通常不做首选。可参见"谵妄"章节。

对于酒精戒断所造成的躁动，通用应用长效苯二氮䓬类药物作为一线药物，氟哌啶醇为二线药物。如地西泮，静脉给药，每 5 ~ 10 分钟 5 ~ 10mg，直至达到适当的镇静水平。咪达唑仑 2 ~ 10mg 肌注或静脉注入（静脉间隔 2 分钟，肌注间隔 10 分钟，可重复给药，一般不超过 3 次）等；如效果不佳，可联合应用氟哌啶醇（皮下或肌注，每小时 2.5mg，24 小时总量一般不超过 10mg）。

如果患者而处于临终状态且躁动持续存在，可考虑缓慢静脉或肌内注射苯巴比妥 100 ~ 320mg，24 小时剂量不超过 600mg。或丙泊酚，给药剂量应个体化，大多数患者应以 $5\mu g/$（$kg \cdot min$）[$0.3mg/$（$kg \cdot h$）]静脉输注至少 5 分钟，然后增量至 5 ~ 10$\mu g/$（$kg \cdot min$）[$0.3 ~ 0.6mg/$（$kg \cdot h$）] 静脉输注 5 ~ 10 分钟，直至理想镇静状态，维持速率通常为 5 ~ 50$\mu g/$（$kg \cdot min$）[$0.3 ~ 3mg/$（$kg \cdot h$）] 甚至更高。

参考文献

1. Mervyn Dean. 缓和医疗症状舒缓指引. 第 6 版. 王英伟译. 中国台湾新北市：合记图书出版社，2015.

2. Berger AM. Principles and practice of Palliative care and Supportive oncology. Baltimore：Lippincott Williams & Wilkins，2013.

3. 王英伟. 安宁缓和医疗临床工作指引. 台湾安宁照顾基金会，2000.

附　录

国家卫生计生委关于印发安宁疗护中心基本标准和管理规范（试行）的通知

发布时间：2017 - 02 - 09

国卫医发〔2017〕7 号

各省、自治区、直辖市卫生计生委，新疆生产建设兵团卫生局：

为贯彻落实《国务院关于促进健康服务业发展的若干意见》（国发〔2013〕40 号）和《关于推进医疗卫生与养老服务相结合指导意见的通知》（国办发〔2015〕84 号），进一步推进安宁疗护发展，满足人民群众健康需求，我委制定了《安宁疗护中心基本标准（试行）》和《安宁疗护中心管理规范（试行）》（可从国家卫生计生委网站下载）。现印发给你们，请遵照执行。

国家卫生计生委

2017 年 1 月 25 日

安宁疗护中心基本标准

（试行）

安宁疗护中心是为疾病终末期患者在临终前通过控制痛苦和不适症状，提供身体、心理、精神等方面的照护和人文关怀等服务，以提高生命质量，帮助患者舒适、安详、有尊严离世的医疗机构。

一、床位

应根据当地实际需求和资金情况，并兼顾发展等设置床位数，床位总数应在 50 张以上。

二、科室设置

（一）临床科室：至少设内科、疼痛科、临终关怀科。

安宁疗护住院病区应当划分病房、护士站、治疗室、处置室、谈心室（评估室）、关怀室（告别室）、医务人员办公室、配膳室、沐浴室和日常活动场所等功能区域。

（二）医技和相关职能科室：至少设药剂科、医疗质量管理、护理管理、医院感染管理、病案管理部门。

医学影像、临床检验及消毒供应服务等，可以由签订协议的其他具备合法资质机构提供。

三、人员

（一）安宁疗护中心至少有1名具有副主任医师以上专业技术职务任职资格的医师。每10张床位至少配备1名执业医师。根据收治对象的疾病情况，可以聘请相关专科的兼职医师进行定期巡诊，处理各专科医疗问题。

（二）安宁疗护中心至少配备1名具有主管护师以上专业技术职务任职资格的注册护士。每10张床至少配备4名护士，并按照与护士1:3的比例配备护理员。

（三）可以根据实际需要配备适宜的药师、技师、临床营养师、心理咨询（治疗）师、康复治疗师、中医药、行政管理、后勤、医务社会工作者及志愿服务等人员。

四、建筑要求

（一）安宁疗护中心的建筑设计布局应当满足消防安全、环境卫生学和无障碍要求。

（二）病房每床净使用面积不少于5平方米，每床间距不少于1.5米。两人以上房间，每床间应当设有帷幕或隔帘，以利于保护患者隐私。每床应配备床旁柜和呼叫装置，并配备床挡和调节高度的装置。

（三）每个病房应当设置卫生间，卫生间地面应当满足无障碍和防滑的要求。

（四）病区设有独立洗澡间，配备扶手、紧急呼叫装置。充分考虑临终患者的特殊性，配备相适应的洗澡设施、移动患者设施和防滑倒等安全防护措施。

（五）设有室内、室外活动等区域，且应当符合无障碍设计要求。患者活动区域和走廊两侧应当设扶手，房门应当方便轮椅、平车进出；功能检查用房、理疗用房应当设无障碍通道。

（六）设有关怀室（告别室），考虑民俗、传统文化需要，尊重民族习惯，体现人性、人道、关爱的特点，配备满足家属告别亡者需要的设施。

五、设备

（一）基本设备。至少配备听诊器、血压计、温度计、身高体重测量设备、呼叫装置、给氧装置、电动吸引器或吸痰装置、气垫床或具有防治压疮功能的床垫、治疗车、晨晚间护理车、病历车、药品柜、心电图机、血氧饱和度监测仪、超声雾化机、血糖检测仪、患者转运车等。

临床检验、消毒供应与其他合法机构签订相关服务合同，由其他机构提供服务的，可不配备检验和消毒供应设备。

（二）病房每床单元基本装备。应当与二级综合医院相同。

（三）其他。应当有与开展的诊疗业务相应的其他设备。

安宁疗护中心管理规范

（试行）

为加强对安宁疗护中心的管理工作，保证医疗质量和安全，根据《执业医师法》、《护士条例》、《医疗机构管理条例》、《病历书写基本规范》、《医院感染管理办法》、《医疗废物管理条例》等有关法律、法规，制定本规范。本规范适用于独立设置的开展安宁疗护的医疗机构。其他开展安宁疗护的医疗机构参照执行。

一、机构管理

（一）安宁疗护中心应当制定并落实管理规章制度，执行国家制定公布或者认可的技术规范和操作规程，明确工作人员岗位职责，落实各项安全管理和医院感染预防与控制措施，保障医疗质量和患者安全。

（二）应当设置独立医疗质量安全管理部门或配备专职人员，负责质量管理与控制工作，履行以下职责：

1. 对规章制度、技术规范、操作规程的落实情况进行检查；

附录

2. 对医疗质量、医院感染管理、器械和设备管理、一次性医疗器具管理等方面进行检查；

3. 对重点环节和影响患者安全的高危因素进行监测、分析和反馈，提出控制措施；

4. 监督、指导安宁疗护中心的医院感染预防与控制，包括手卫生、消毒、一次性使用物品的管理和医疗废物的管理等，并提出质量控制改进意见和措施。

（三）医疗质量安全管理人员应当由具有中级以上职称的卫生专业技术人员担任，具备相关专业知识和工作经验。

（四）财务部门要对医疗费用结算进行检查，并提出控制措施。

（五）后勤管理部门负责防火、防盗、医疗纠纷等安全工作。

二、质量管理

安宁疗护中心应当按照以下要求开展医疗质量管理工作：

（一）建立质量管理体系，保证质量管理体系运行有效，健全并执行各项规章制度，遵守相关技术规范和标准，落实质量控制措施、诊疗护理相关指南和技术操作规程，体现人文关怀。

（二）严格按照诊疗护理操作规范开展相关工作，建立合理、规范的诊疗护理服务流程，施行患者实名制管理。

（三）建立日常工作中发现质量问题逐级报告的机制，出现较多或明显的质量问题时，应当及时组织集体分析研究、协调解决。

（四）科室负责人直接负责质量管理和控制，定期组织质量评价，及时发现问题，提出改进意见，对评价结果进行分析并提出持续改进措施。

（五）按照规定使用和管理医疗设备、医疗耗材、消毒药械和医疗用品等。对医疗设备进行日常维护，保证设备正常运行。

（六）建立患者登记及医疗文书管理制度，医疗文书书写及管理应当符合国家有关规定。

（七）建立良好的与患者沟通机制，按照规定对患者及家属进行告知，加强沟通，维护患者合法权益，保护患者隐私。

三、感染防控与安全管理

（一）应当加强医院感染预防与控制工作，建立并落实相关规章制度和工作规范，科学设置工作流程，降低医院感染的风险。

（二）建筑布局应当遵循环境卫生学和感染控制的原则，做到布局合理、分区明确、洁污分开、标识清楚等基本要求。

（三）应当按照《医院感染管理办法》，严格执行医疗器械、器具的消毒技术规范，并达到以下要求：

1. 进入患者组织、无菌器官的医疗器械、器具和物品必须达到灭菌水平。

2. 接触患者皮肤、黏膜的医疗器械、器具和物品必须达到消毒水平。

3. 使用的消毒药械、一次性医疗器械和器具应当符合国家有关规定。一次性使用的医疗器械、器具不得重复使用。

（四）医务人员的手卫生应当遵循《医务人员手卫生规范》。

（五）应当按照《医疗废物管理条例》及有关规定对医疗废物进行分类和处理。

（六）应当加强患者安全管理，制定各类突发事件应急预案和处理流程，并定期进行应急处理能力培训和演练，提高防范风险能力。

（七）应当严格执行查对制度，正确识别患者身份。

（八）严格执行麻醉药品、精神药品等特殊管理药品的使用与管理规定，保障用药安全。

（九）应当加强对有跌倒、坠床、自杀、压疮等风险的高危患者的评估，建立跌倒、坠床、自杀、压疮等报告制度、处理预案等，防范并减少患者意外伤害。

（十）应当按照国家有关法规加强消防安全管理。

四、人员培训

（一）应当制定并落实工作人员岗前培训和在岗培训计划，使工作人员具备与本职工作相关的专业知识，落实相关管理制度和工作规范。

（二）应当定期组织工作人员参加培训，及时掌握和更新专业知识，不断提高服务质量。

五、监督与管理

（一）各级卫生计生行政部门应当加强对辖区内安宁疗护中心的监督管理，发现存在质量问题或者安全隐患时，应当责令其立即整改。

（二）各级卫生计生行政部门履行监督检查职责时，有权采取下列措施：

1. 对安宁疗护中心进行现场检查，了解情况，调查取证；

2. 查阅或者复制质量和安全管理的有关资料；

3. 责令违反本规范及有关规定的安宁疗护中心停止违法违规行为；

4. 对违反本规范及有关规定的行为进行处理。

（三）安宁疗护中心出现以下情形的，卫生计生行政部门应当视情节依法依规从严从重处理：

1. 使用不具备合法资质的专业技术人员从事诊疗护理相关活动的；

2. 质量管理和安全管理存在重大纰漏，造成严重后果的；

3. 其他违反有关法律法规的情形。

参考文献

芳香治疗参考文献

1. 芳香疗法实证学. Monika Werner&Ruth von Braunschweig. 社团法人德芳亚太研究发展协会，2009 年 11 月初版.

2. 芳疗实证全书. 温佑君 & 肯园芳疗师团队. 野人文化股份有限公司，2015 年 11 月初版.

3. 纯露芳香疗法. Suzanne Catty. 世贸出版有限公司，2003 年 12 月初版.

4. 精油的疗愈智慧. Kurt Schnaubelt. 世贸出版有限公司，2014 年 3 月初版.

康复治疗参考文献

1. 理疗学. 郭万学主编. 北京：人民卫生出版社，1984，ISBN7 - 117 - 00250 - 6/R. 251.

2. 临床医疗护理常规——物理医学与康复科诊疗常规. 北京市卫生局编. 北京：中国协和医科大学出版社，2002，ISBN7 - 81072 - 293-X/R. 288.

3. Delisa 物理医学与康复医学理论与实践. 励建安、毕胜、黄晓琳主译。北京：人民卫生出版社，2013，ISBN 978 - 7 - 117 - 17242 - 4/R. 17243.